PIANO D

MEDITERRANEA

Piano alimentare di 4 settimane per prevenire le malattie e migliorare il sistema immunitario con ricette per ogni giorno

Associazione Med Diet

Limite di responsabilità ed esclusione di garanzia: L'editore ha fatto del suo meglio per preparare questo libro, e le informazioni qui fornite sono fornite "così come sono". Questo libro è progettato per fornire informazioni e motivazioni ai lettori. Viene venduto con la consapevolezza che l'editore non è impegnato a rendere alcun tipo di consulenza psicologica, legale o qualsiasi altro tipo di consulenza professionale. Il contenuto di ogni articolo è la sola espressione e opinione del suo autore, e non necessariamente quella dell'editore. Nessuna garanzia è espressa o implicita nella scelta dell'editore di includere qualsiasi contenuto in questo volume. Né l'editore né i singoli autori sono responsabili per qualsiasi danno fisico, psicologico, emotivo, finanziario o commerciale, compresi, ma non limitati a, danni speciali, incidentali, consequenziali o altri. Le nostre opinioni e i nostri diritti sono gli stessi: siete responsabili delle vostre scelte, azioni e risultati.

Mediterranean Diet Pyramid

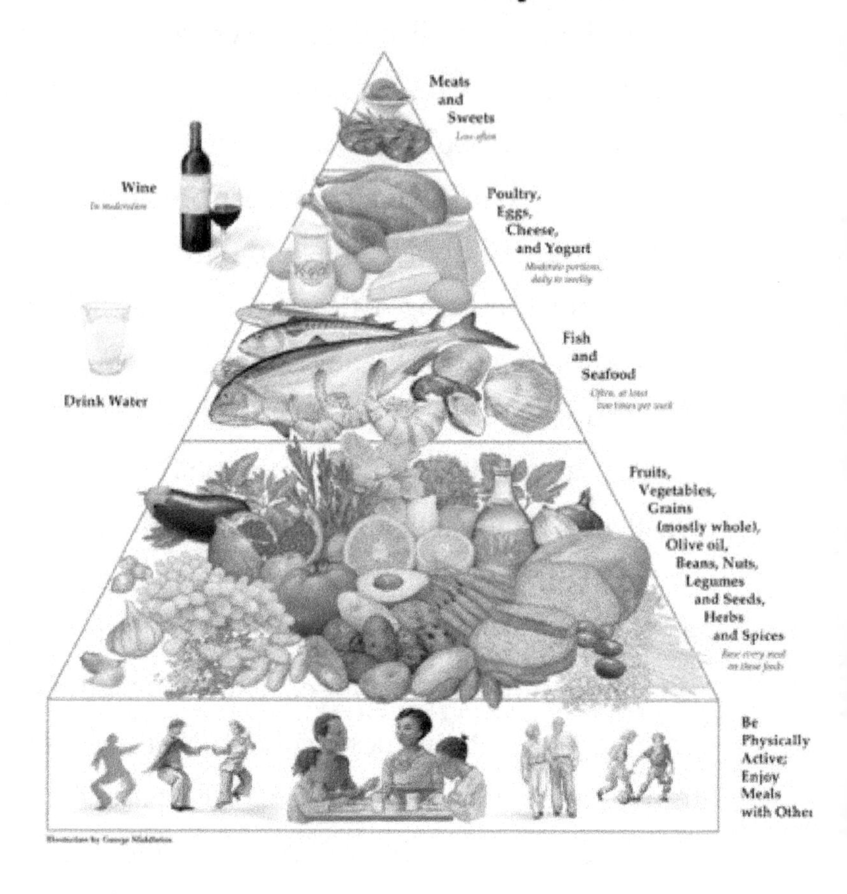

Piano alimentare di 28 giorni (settimana 1)

Lunedì

Colazione: Frittata mediterranea

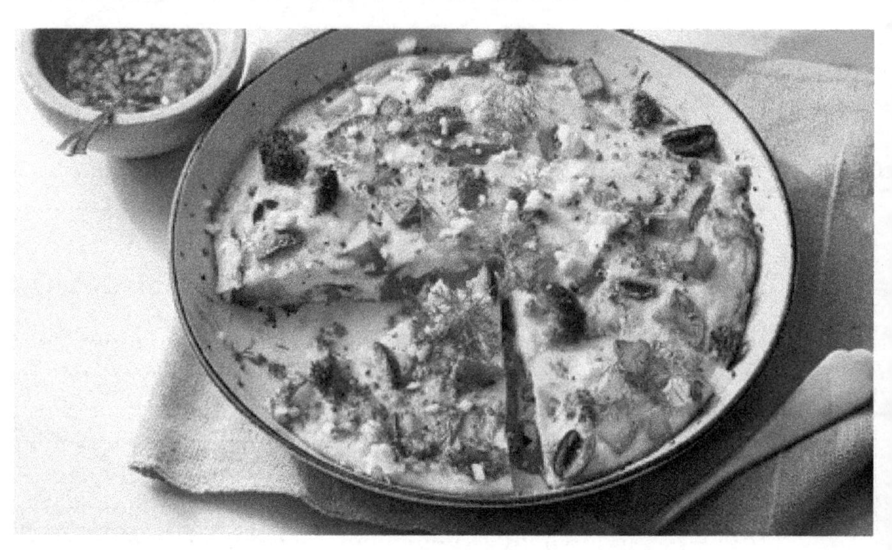

Porzioni: 3

Nutrizione: 109 calorie per porzione, 9 g di proteine, 7 g di grassi, 3 g di carboidrati

Ingredienti:

- un pizzico di sale, pepe nero e paprika
- 2 cucchiai di formaggio (Feta), sbriciolato
- 8-10 olive, affettate
- .25 tazza di pomodori, tagliati a dadini
- .25 tazza di latte o panna pesante

- 3 uova

Indicazioni:

Preriscaldare il forno a 400 gradi. Usare leggermente qualche goccia di olio d'oliva o di spray da cucina per ungere un piatto da torta o da quiche. Unite le uova e il latte e incorporate gli altri ingredienti. Infornate fino a che le uova non si siano rapprese per circa 15-20 minuti.

Pranzo: Insalata di ceci e pollo

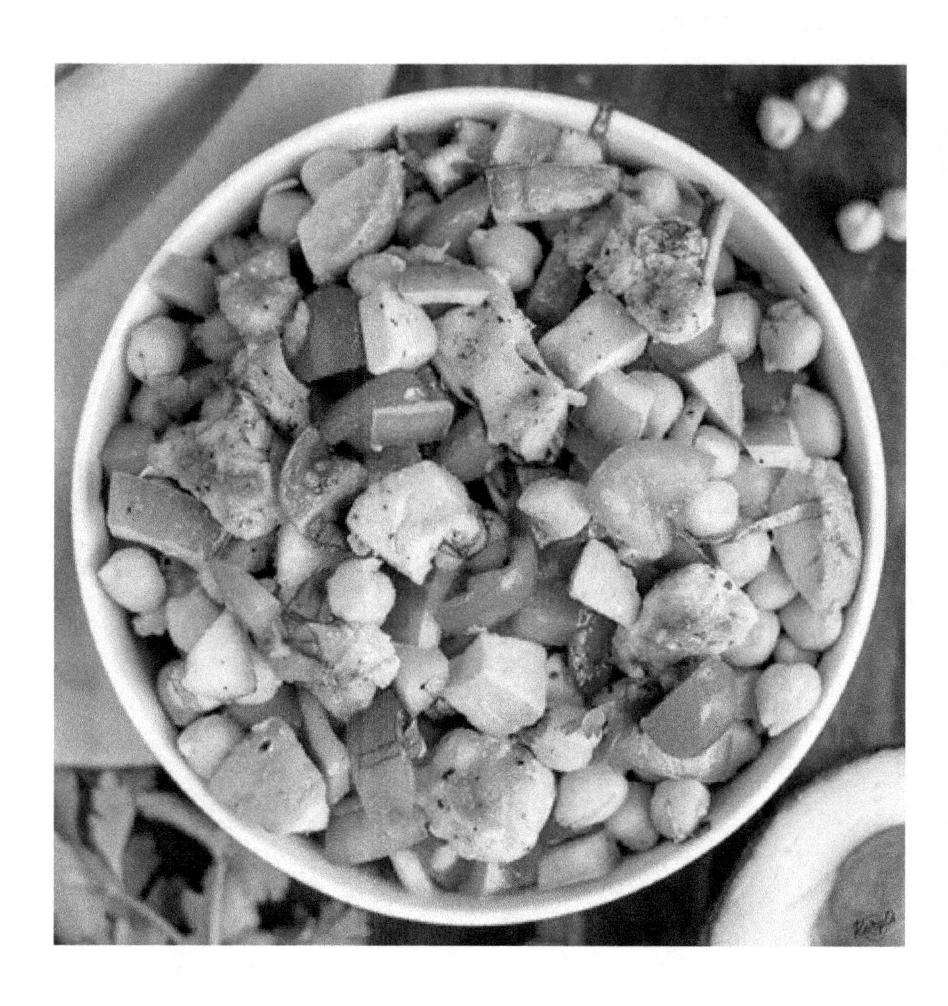

Porzioni: 3

Nutrizione: 221 calorie per porzione, 22 g di carboidrati, 8 g di grassi, 20 g di proteine, 4 g di fibre

Ingredienti:

- 8-10 olive, affettate
- 3-4 foglie di basilico fresco, tritate
- 1 lattina di ceci (~15 once)
- 2 cucchiai di formaggio (Feta), sbriciolato
- 2 cucchiai di olio d'oliva
- 1 tazza di petto di pollo cotto e tagliuzzato
- .5 testa di lattuga, tritata
- 1 pomodoro, tritato
- 1 cucchiaino di succo di limone o di lime

Indicazioni:

Mescolare l'olio d'oliva, il succo di limone e il basilico per fare il condimento dell'insalata. Unite il resto degli ingredienti vegetali e mescolate con il condimento. Condire con un po' di sale e pepe se si preferisce

Cena: Gamberi saltati e asparagi

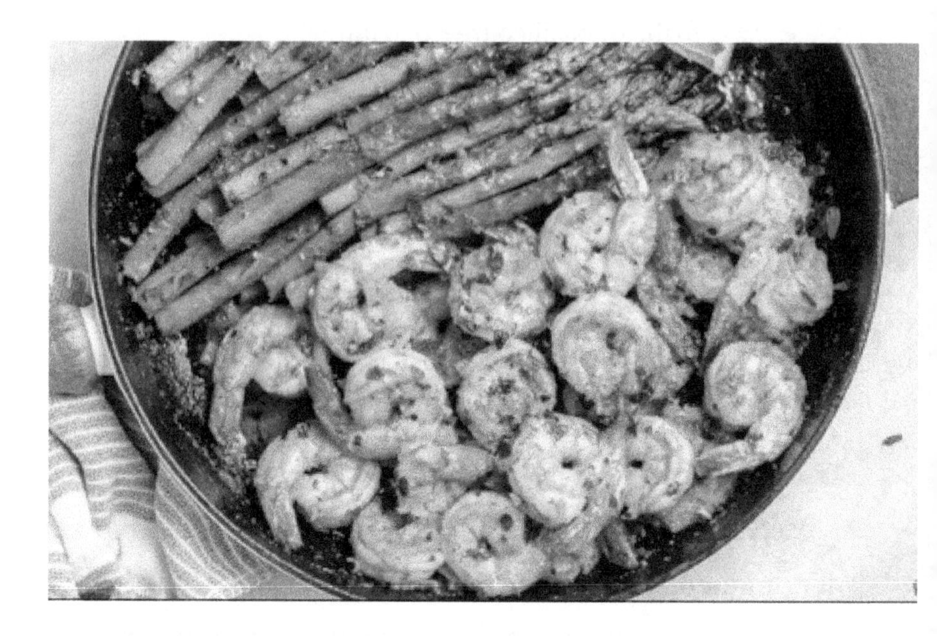

Porzioni: 3

Nutrizione: 302 calorie per porzione, 6 g di grassi, 34 g di carboidrati, 28 g di proteine

Ingredienti:

- 8-10 lance di asparagi freschi
- .25 tazza di cipolle verdi, tritate
- 2 cucchiai di olio d'oliva
- 1 libbra di gamberi sgusciati freschi o congelati
- 4 spicchi d'aglio, tritati
- sale, pepe nero e paprika a piacere
- .25 tazza di vino rosso secco

- .25 tazza di cipolle verdi, tritate
- 1" radice di zenzero, tritata

Indicazioni:

Aggiungete l'olio d'oliva in una padella e fateci saltare i gamberi quando è caldo. Condire con lo zenzero, l'aglio, il sale e il pepe nero. Poi, versare il vino. Aggiungere gli asparagi e lasciarli cuocere. Una volta che i gambi degli asparagi sono teneri, aggiungere le cipolle verdi alla padella. Potete servire con un lato di riso o di pasta.

Martedì

Colazione: Uova strapazzate mediterranee

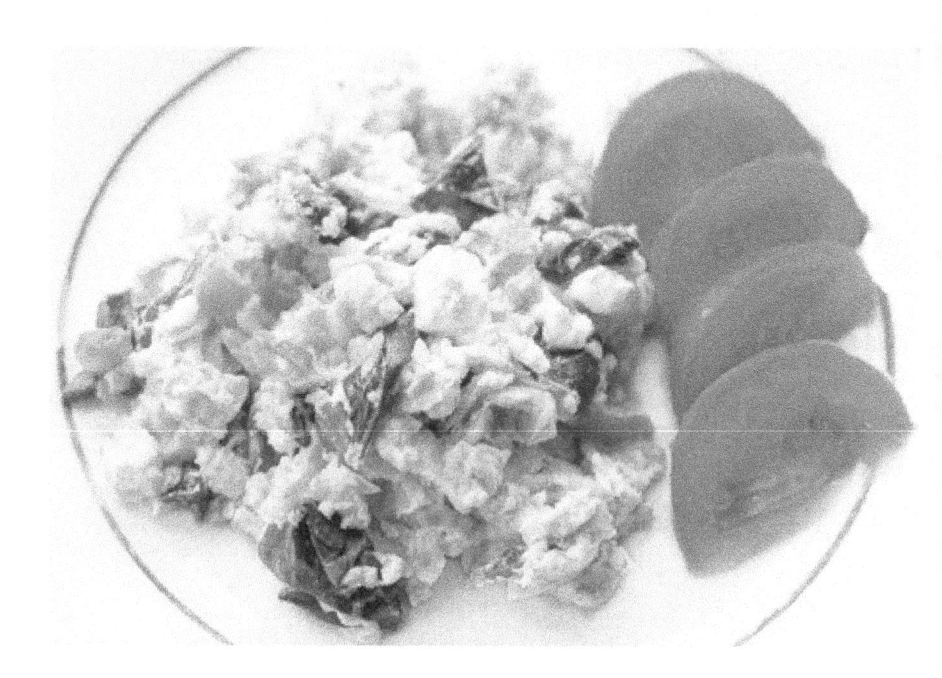

Porzioni: 3

Nutrizione: 248 calorie per porzione, 17 g di grassi, 13 g di carboidrati, 2,8 g di fibre, 17 g di proteine

Ingredienti:

- 1 cucchiaio di olio d'oliva
- 3-4 olive nere, affettate
- 6 pomodori ciliegia, affettati

- 1 peperone giallo, tagliato a dadini
- 4 uova
- .25 cucchiaini di origano secco
- 2 cipollotti, affettati
- un pizzico di sale e pepe nero

Indicazioni:

A fuoco medio, scaldate l'olio d'oliva in una padella. Aggiungere i cipollotti e il pepe e soffriggere finché le verdure non diventano morbide. Poi aggiungete i pomodori e le olive. Rompete le uova nella padella e strapazzatele in modo che siano cotte. Aggiungere il sale, il pepe nero e l'origano. Continuate a mescolare finché le uova non sono cotte e togliete dal fuoco.

Pranzo: Pollo allo yogurt greco ripieno di peperoni

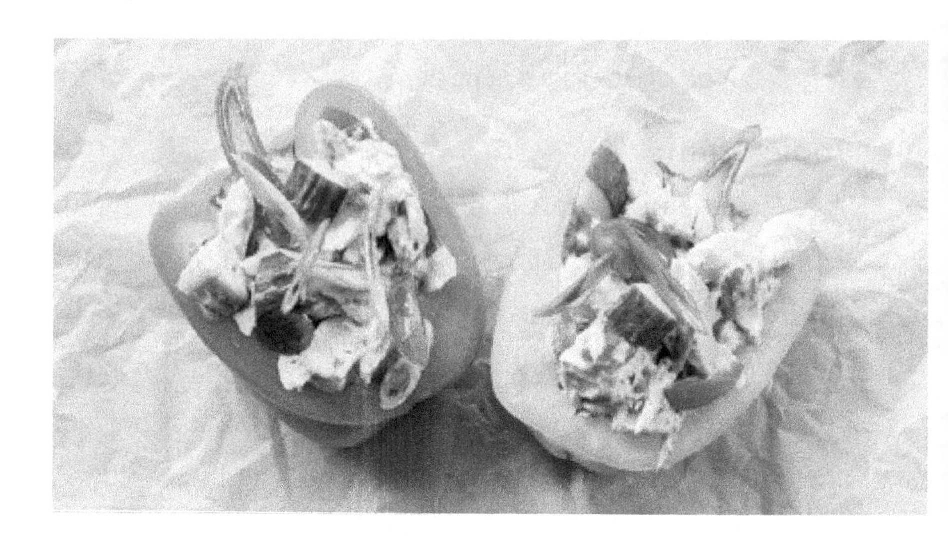

Porzioni: 3

Nutrizione: 118 calorie per porzione, 18 g di carboidrati, 3 g di grassi, 9 g di proteine

Ingredienti:

- .5 tazza di yogurt greco
- 8-10 pomodori ciliegia, tritati
- .5 cetriolo, tritato
- 2 cucchiai di prezzemolo fresco, tritato
- 3 peperoni, dimezzati, senza semi
- sale e pepe nero a piacere
- pollo di 1 pollo da rosticceria, tagliuzzato

- .25 tazza di sedano, tritato
- 1 cucchiaino di aceto di riso
- 1 cucchiaio di senape

Indicazioni:

In una ciotola, unire l'aceto di riso, la senape e lo yogurt greco e condire con sale e pepe nero. Aggiungere il cetriolo, il sedano, il prezzemolo, i pomodori e il pollo e mescolare fino a quando non sono ben ricoperti dallo yogurt. Dividere il composto di yogurt al pollo nelle 6 porzioni di peperone. Guarnire con il prezzemolo.

Cena: Salmone al lime

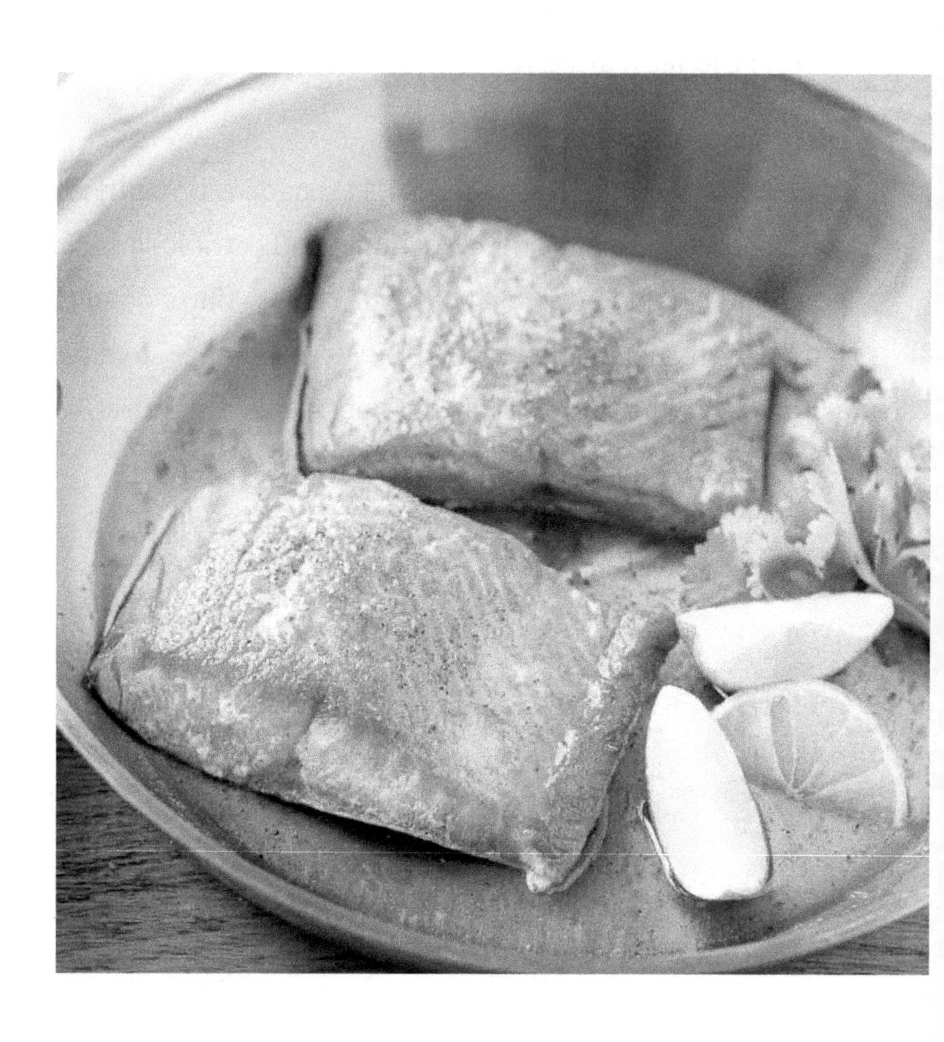

Porzioni: 3

Nutrizione: 354 calorie per porzione, 16 g di grasso, 34 g di proteine, 12 g di carboidrati

Ingredienti:

- 6 cucchiai di olio d'oliva, divisi
- 3 cucchiaini di prezzemolo fresco, tritato
- 2 filetti di salmone
- sale e pepe nero a piacere
- 2 cucchiaini di succo di limone
- 1 cucchiaino di origano secco

Indicazioni:

Marinare il salmone con sale, pepe nero e metà del succo di limone. In una padella a fuoco medio, aggiungere circa 2 cucchiai di olio d'oliva. Una volta caldo, aggiungere i filetti di salmone con la pelle verso l'alto. Cuocete fino a quando non diventano chiari e si sfaldano. In un contenitore separato, mescolare l'olio d'oliva rimanente. Versatelo sul salmone e cuocete per altri minuti su entrambi i lati. Guarnire con prezzemolo fresco.

Mercoledì

Colazione: Muffin mediterranei all'uovo con prosciutto

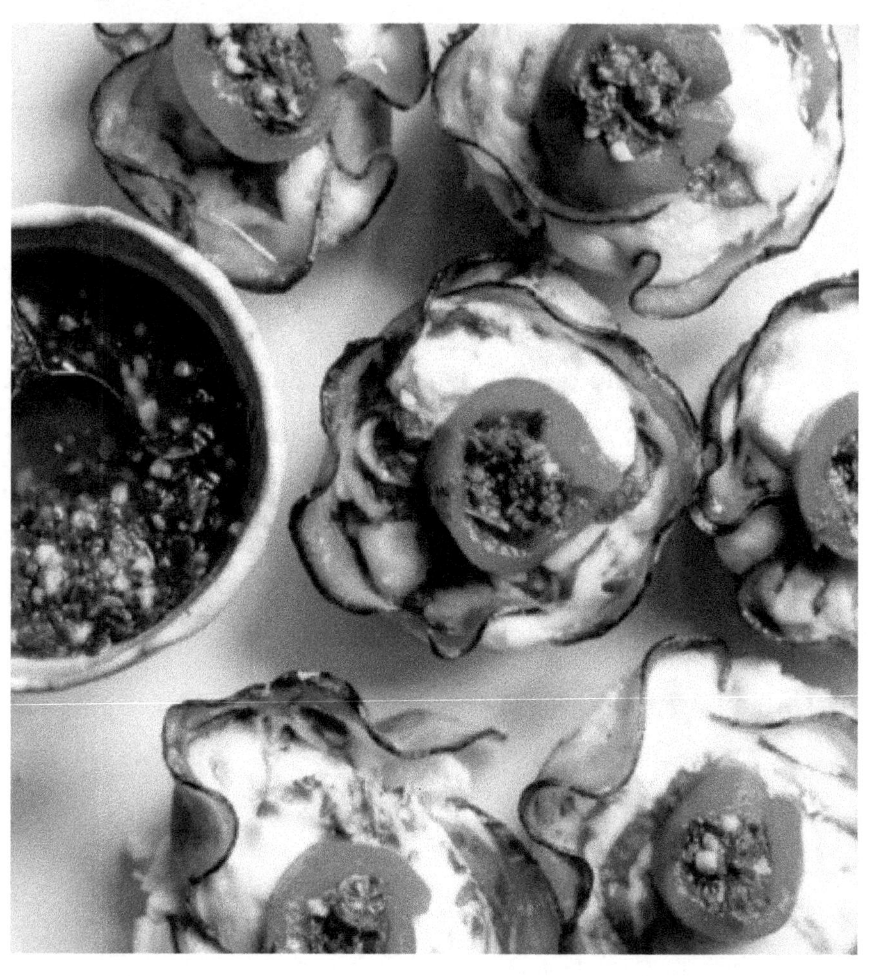

Porzioni: 3

Nutrizione: 110 calorie per porzione, 6,9 g di grassi, 1,8 g di carboidrati, 1,8 g di fibre, 10 g di proteine

Ingredienti:

- .25 tazza di formaggio (Feta), sbriciolato
- .25 tazza di spinaci freschi, tritati
- 3-4 pezzi di basilico fresco, tritato
- 5 uova
- un pizzico di sale e pepe nero
- 2 cucchiai di salsa al pesto
- .5 peperone, affettato
- 7-8 fette di prosciutto crudo

Indicazioni:

Preriscaldate il forno a 400 gradi F. Usate qualche goccia di olio d'oliva o di spray all'olio d'oliva per ungere le vostre teglie per muffin. Mettete un po' di prosciutto sul fondo di ogni teglia, poi aggiungete il peperone, gli spinaci e il formaggio feta in cima. In una ciotola, mescolate le uova e condite. Versate il composto tra le 6 teglie da muffin e infornate per circa 15 minuti fino a quando le uova non si saranno rapprese. Guarnite con un po' di pesto e basilico

Pranzo: Bastoncini di zucchine al forno mediterranei

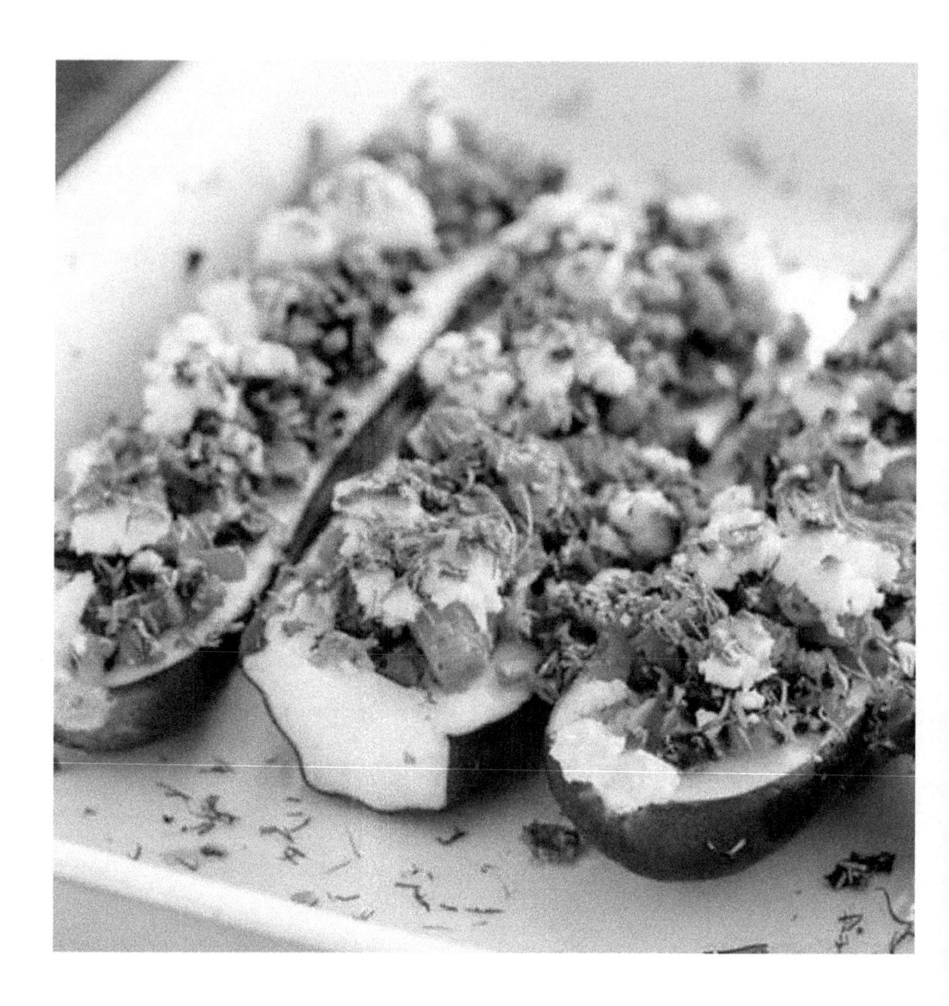

Porzioni: 3

Nutrizione: 1 bastoncino di zucchina per porzione, 30 calorie per porzione, 2 g di grassi, 3 g di carboidrati, 1,8 g di proteine

Ingredienti:

- 2 zucchine medie, tagliate a metà nel senso della lunghezza
- .25 tazza di olive, tritate
- .25 tazza di pomodori, tritati
- 1 cucchiaino di origano secco
- .25 tazza di prezzemolo, tritato
- sale e pepe nero a piacere
- 2 oz di formaggio (Feta), sbriciolato
- .25 tazza di peperone, tritato
- 1 cucchiaino di aglio tritato

Indicazioni:

Impostare il forno a 350 gradi F. Utilizzare un cucchiaio grande per rimuovere la polpa delle zucchine. Potete mangiare o scartare la polpa. Unite le verdure che avete preparato e condite con pepe nero, origano e sale. Cucinare un po' del composto in ognuna delle 4 "barchette" di zucchine. Su una teglia da forno, disporre le barchette di zucchine e cuocere per circa 15 minuti. Poi cospargete il formaggio feta e fate cuocere per un altro paio di minuti. Guarnire con prezzemolo fresco.

Cena: Costolette di agnello greco

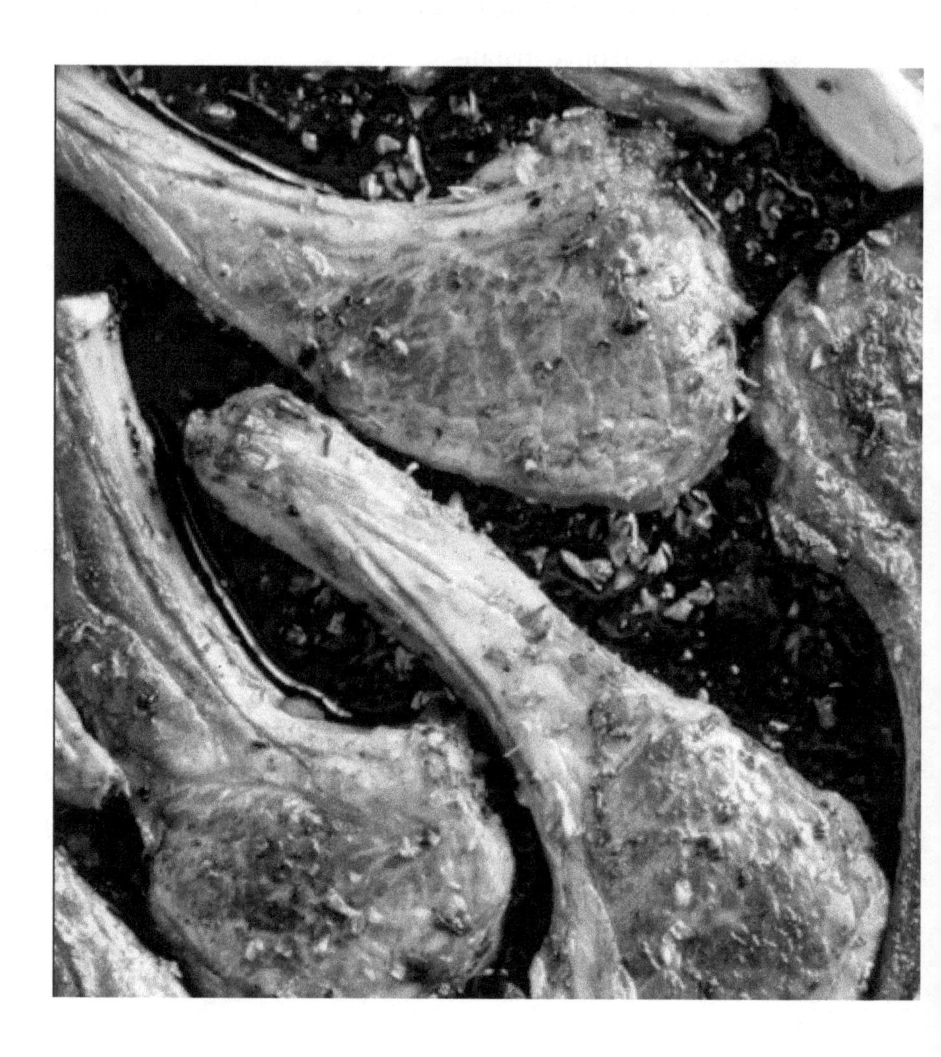

Porzioni: 3

Nutrizione: 197 calorie per porzione, 9 g di grasso, 25,2 g di proteine, 3 g di carboidrati

Ingredienti:

- 3 cucchiai di olio d'oliva
- 2 cucchiaini di origano secco
- 8 costolette di agnello, senza grasso
- 2 cucchiaini di succo di limone
- 2 cucchiaini di aglio tritato
- sale e pepe nero a piacere
- 1 cucchiaio di aceto di vino rosso
- 1 cucchiaino di basilico secco

Indicazioni:

Unite le erbe secche, l'aceto, l'aglio e il succo di limone e condite con sale e pepe nero. Si vuole strofinare le costolette d'agnello con questa marinata. Strofina una teglia da forno con l'olio d'oliva in modo che sia ricoperta e poi aggiungi le costolette d'agnello. Fate cuocere a fuoco lento per circa 10 minuti su ogni lato fino a quando non sono cotte al vostro livello di cottura.

Giovedì

Colazione: Yogurt congelato alla feta

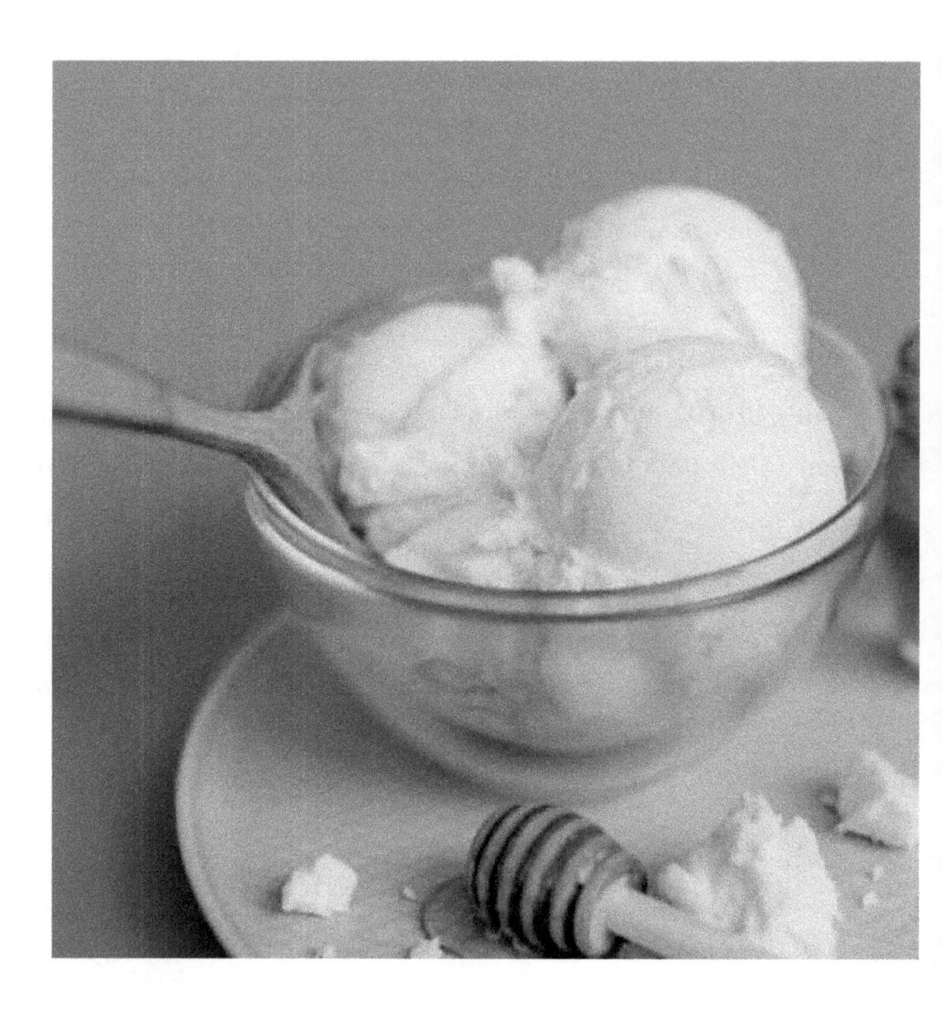

Porzioni: 3

Nutrizione: 168 calorie per porzione, 10 g di grassi, 12 g di carboidrati, 6,7 g di proteine

Ingredienti:

- .5 tazza di formaggio (Feta)
- 1 tazza di yogurt greco
- Miele (opzionale)

Indicazioni:

Combinare tutti gli ingredienti in un frullatore o in un robot da cucina e versare in un piatto. Congelare fino alla solidità la sera prima. Guarnire con noci fresche da mangiare la mattina dopo.

Pranzo: Insalata greca di lenticchie

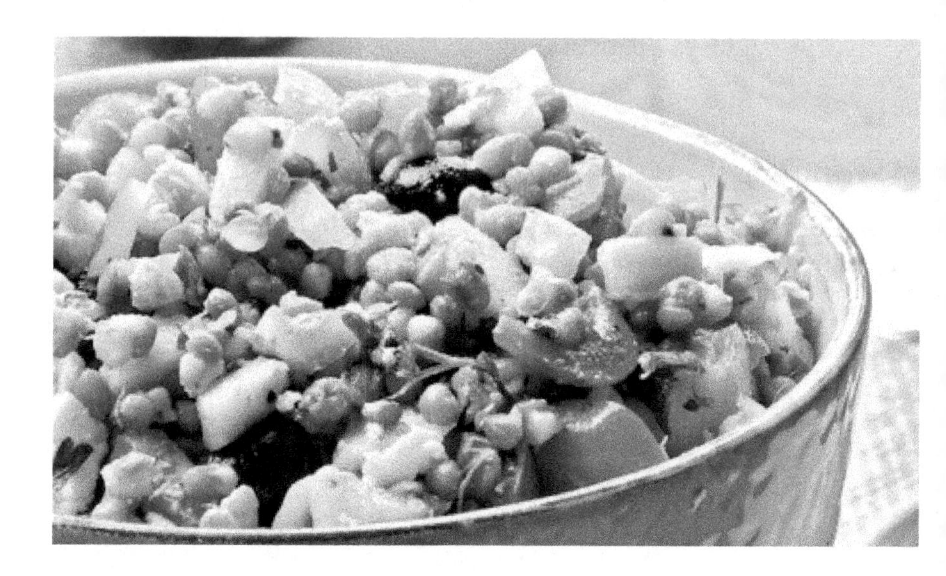

Porzioni: 3

Nutrizione: 104 calorie per porzione, 3 g di grassi, 20 g di carboidrati, 7 g di proteine

Ingredienti:

- .75 tazza di lenticchie marroni secche
- 1 foglia di alloro
- 1 cucchiaino di aglio tritato
- .25 tazza di cipolla rossa, tagliata finemente
- .25 tazza di peperone, finemente tagliato a dadini
- 3 cucchiai di prezzemolo fresco, tritato
- .5 tazza di carote, finemente tagliate a dadini
- .5 tazza di sedano, tritato

- 3 cucchiai di succo di limone
- pizzico di sale e pepe nero
- 1 cucchiaio di olio d'oliva

Indicazioni:

In una casseruola, aggiungere l'alloro e le lenticchie. Aggiungere l'acqua in modo che le lenticchie siano completamente coperte. Si vogliono cuocere le lenticchie fino a quando sono morbide, alzando il fuoco e lasciando cuocere a fuoco lento. Questo può richiedere dai 13 ai 16 minuti. Le vuoi morbide ma non mollicce. Scola l'acqua e butta via la foglia di alloro. Aggiungere le lenticchie in una ciotola e combinarle con le altre verdure tritate, l'aglio, l'olio d'oliva e il succo di limone. Condire con sale e pepe nero. Mescolare fino a quando tutto è ben combinato.

Cena: Tacos di pesce e avocado alla griglia

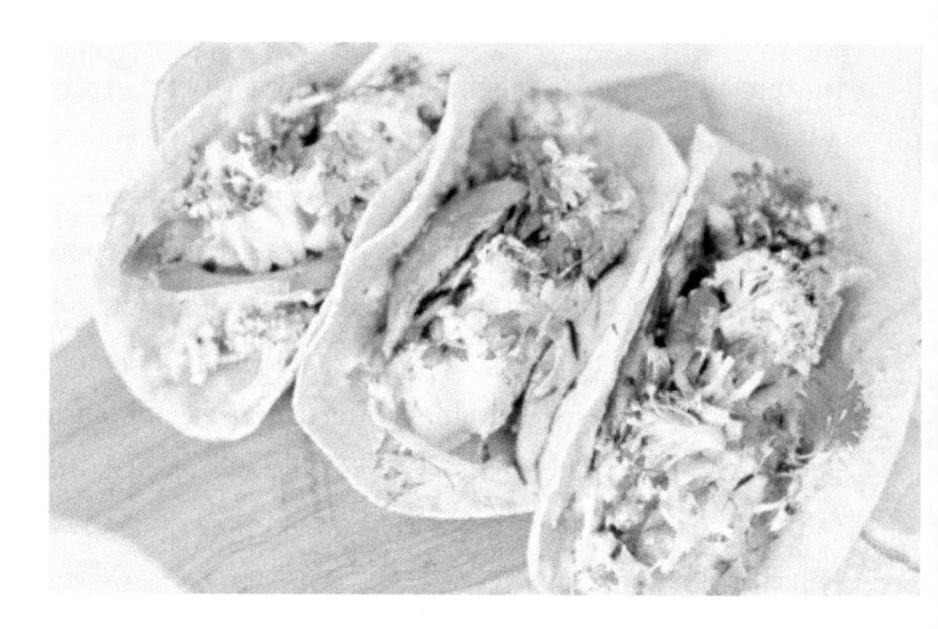

Porzioni: 3

Nutrizione: 376 calorie per porzione, 18 g di grassi, 30 g di carboidrati, 27 g di proteine

Ingredienti:

- 4 tortillas di grano intero
- 2 cucchiai di prezzemolo fresco, tritato
- 4 cucchiai di yogurt greco
- .5 avocado
- 1 libbra di merluzzo (o tilapia o mahi-mahi)

- 3 cucchiai di olio d'oliva, divisi
- 1 cucchiaino di cumino in polvere
- 1 cucchiaino di peperoncino in polvere
- .5 cucchiaini di aglio tritato
- 3 cucchiai di succo di limone, divisi

Indicazioni:

Combinare circa la metà del succo di limone e le miscele di olio d'oliva con il peperoncino in polvere, il cumino in polvere e l'aglio tritato in una ciotola. Strofinate il merluzzo fino a quando non è ben rivestito. Preriscaldate la vostra griglia o padella e grigliate il pesce fino a quando è cotto. Aggiungete il resto dell'olio d'oliva e il succo di limone in una ciotola e sbattete bene. Versatelo sull'avocado e mettetelo sulla griglia. Una volta cotto, tagliatelo a fette. Aggiungete il pesce tagliuzzato, lo yogurt e le fette di avocado nelle tortillas.

Venerdì

Colazione: Frullato verde con avocado e mela

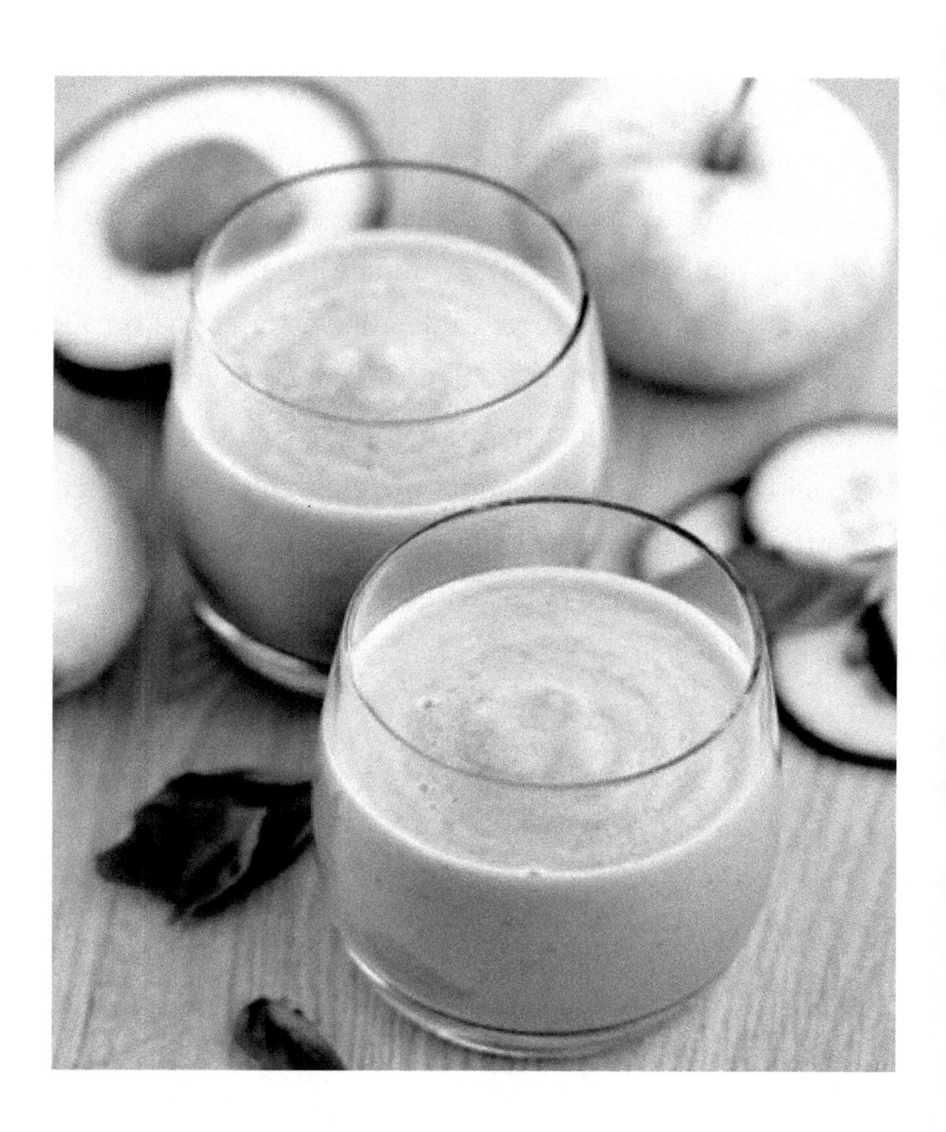

Porzioni: 3

Nutrizione: 422 calorie per porzione, 21 g di grassi, 55 g di carboidrati, 9 g di proteine

Ingredienti:

- 1 banana, congelata per 15 minuti
- 3 cucchiai di semi di chia
- 1 avocado
- 2 tazze di acqua di cocco
- 1 mela Granny Smith, tritata
- 3 tazze di spinaci

Indicazioni:

In un frullatore, mescolare l'acqua di cocco, gli spinaci e la mela e frullare, controllare se la consistenza è liscia. Poi aggiungere gli altri ingredienti e continuare a frullare fino a quando tutto è della stessa consistenza.

Pranzo: Panini con insalata di pollo

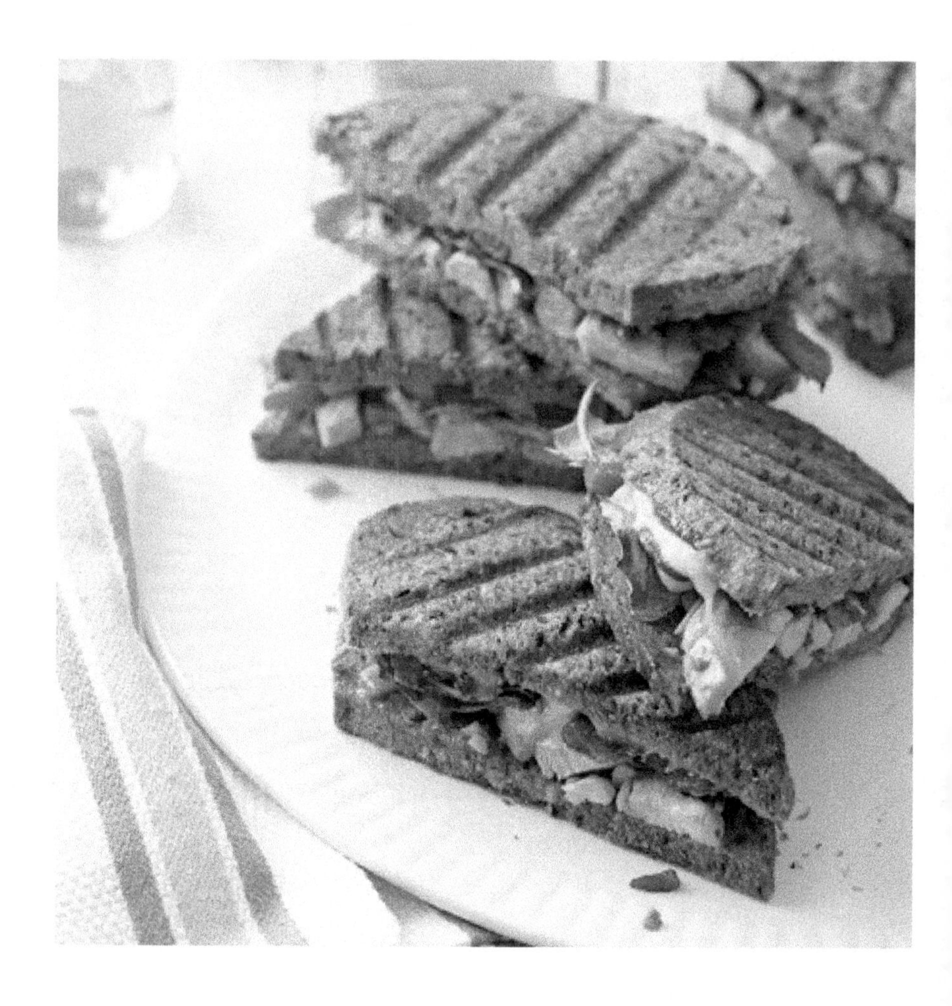

Porzioni: 3

Nutrizione: 1 panino per porzione, 285 calorie per porzione, 12 g di grassi, 20 g di carboidrati, 24 g di proteine

Ingredienti:

- 2 fette di formaggio provolone
- 1 cucchiaio di olio d'oliva
- .25 tazza di peperoni rossi arrostiti, scolati e tagliati
- 2 cucchiaini di maionese
- .25 tazza di foglie di spinaci o rucola
- 4 fette di pane integrale
- 2 cucchiaini di aglio tritato
- .5 tazza di petto di pollo cotto, tritato
- 1 cucchiaio di aceto di vino rosso

Indicazioni:

Mescolate insieme l'aglio tritato, la maionese, l'aceto e il pollo. Distribuite il composto di pollo sulle 4 fette di pane e completate con la rucola o le foglie di spinaci, il pepe e il formaggio. Applicate l'olio d'oliva su una griglia per panini o una griglia interna e seguite le istruzioni per cuocere i panini fino a quando non saranno tostati.

Cena: Pasta al granchio piccante

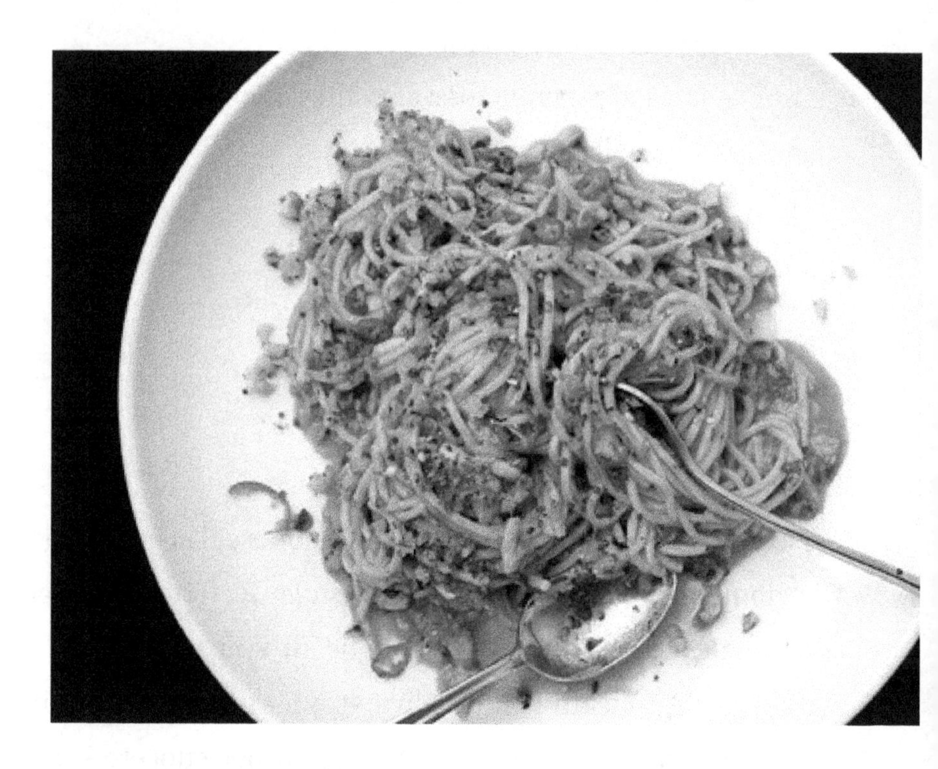

Porzioni: 3

Nutrizione: 362 calorie per porzione, 13 g di grassi, 46 g di carboidrati, 13 g di proteine

Ingredienti:

- .5 pacchetto di farfalle ~16 oz
- sale e pepe nero a piacere
- 1 cucchiaino di fiocchi di peperoncino rosso
- 3 cucchiai di olio d'oliva

- 2 cucchiaini di aglio tritato
- 2 pomodori, tagliati a dadini
- 1 lattina di polpa di granchio, scolata ~6 once

Indicazioni:

Usando una pentola più grande, preparate la vostra pasta in base alle indicazioni fornite nella confezione. La consistenza della pasta dipende anche dal vostro gusto personale o dalle vostre preferenze. In un'altra pentola, aggiungete prima l'olio d'oliva. Poi la polpa di granchio e i pomodori. Aggiungete i vostri condimenti: fiocchi di peperoncino, pepe nero e sale. Mescolare con la pasta per servire.

Sabato

Colazione: Toast mediterraneo

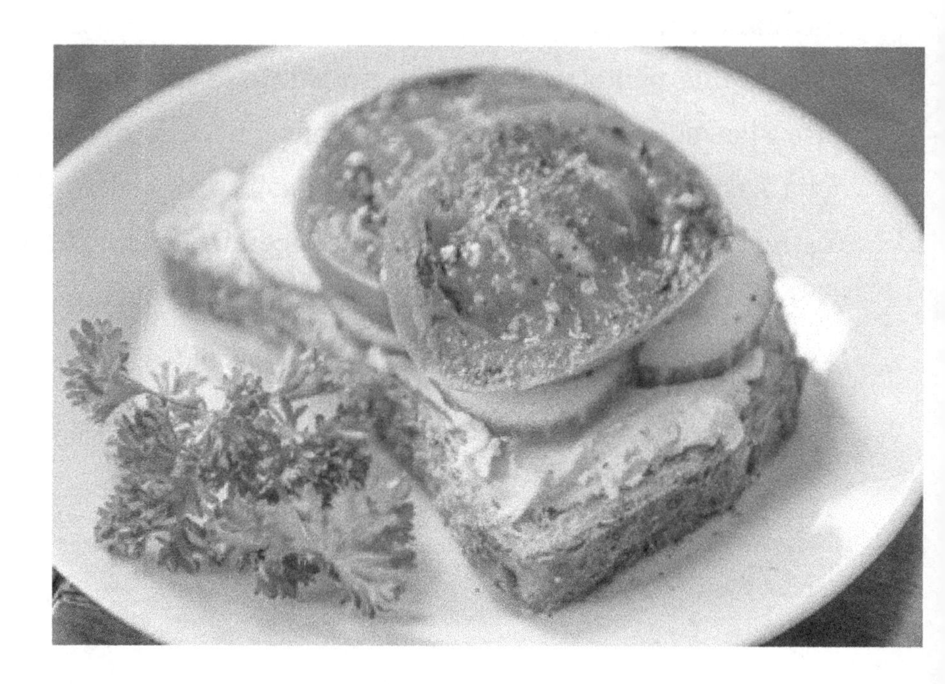

Porzioni: 1

Nutrizione: 321 calorie per porzione, 33 g di carboidrati, 16 g di proteine, 8 g di fibre, 17 g di grassi

Ingredienti:

- .25 avocado, schiacciato
- 1 cucchiaio di hummus
- 1 uovo sodo
- 2 cucchiai di formaggio (Feta), sbriciolato

- 1 fetta di pane integrale
- sale e pepe nero a piacere
- 3 pomodori ciliegia, affettati

Indicazioni:

Per prima cosa, tosta la tua fetta di pane se preferisci e affetta il tuo uovo sodo. Spalma l'hummus e l'avocado e disponi le tue fette di pomodoro, l'uovo sodo e il formaggio feta. Condite con sale e pepe nero.

Pranzo: Insalata di pollo alla greca

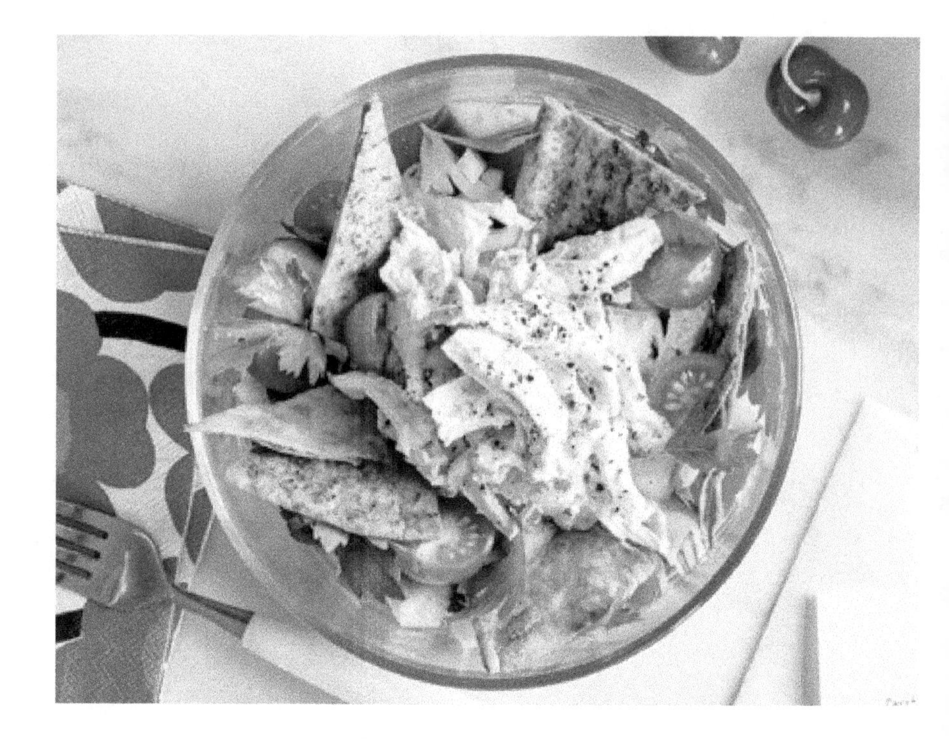

Porzioni: 3

Nutrizione: 220 calorie per porzione, 9 g di grasso, 24 g di proteine, 15 g di carboidrati

Ingredienti:

- 2 tazze di pollo tritato
- 2 pomodori, tagliati a dadini
- 1 cetriolo grande, tagliato a dadini
- 5 tazze di lattuga romana, tagliata a pezzi

- scorza e succo di 1 limone
- .5 tazza di condimento per insalata vinaigrette greca
- .5 tazza di cipolla, tritata
- .25 tazza di olive, dimezzate
- .5 tazza di peperone, tritato
- .5 tazza di formaggio (Feta), sbriciolato
- .5 cucchiaini di origano secco

Indicazioni:

Per fare il condimento, combinate metà della vinaigrette, l'origano e la scorza di limone. Poi aggiungere lattuga, cetriolo, pomodori, peperone, cipolla, pollo, olive e formaggio feta. Aggiungere il succo di limone e il condimento.

Cena: Pollo greco al limone e patate

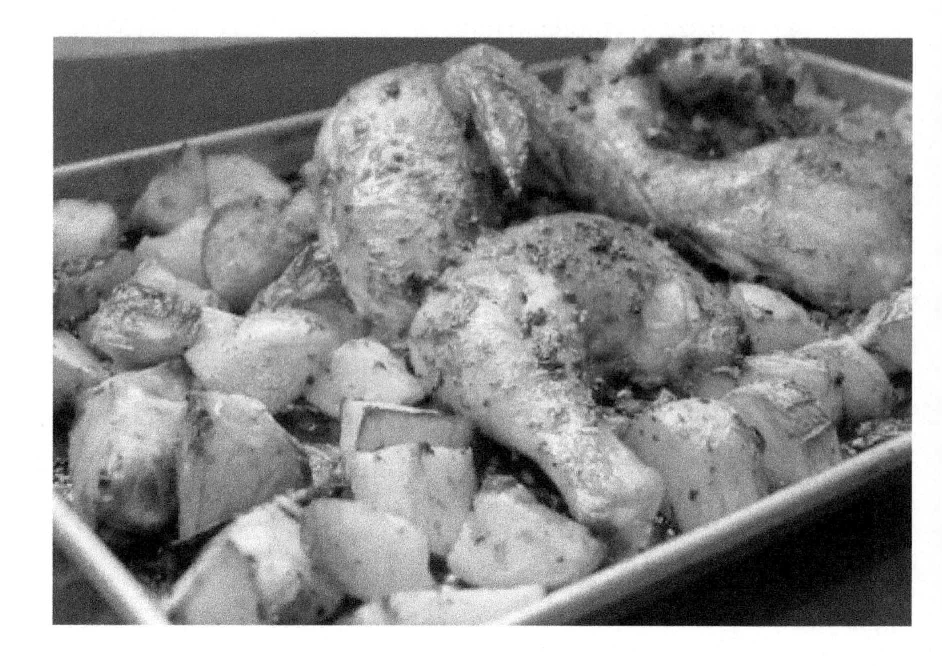

Porzioni: 3

Nutrizione: 1138 calorie per porzione, 75 g di grassi, 35 g di carboidrati, 80 g di proteine

Ingredienti:

- 4 cosce di pollo
- 1 cucchiaino di rosmarino secco
- .5 tazza di succo di limone fresco
- .25 tazza di olio d'oliva
- 2 cucchiaini di aglio tritato
- 1 cucchiaino di sale

- 1 cucchiaino di paprika
- 3 patate russet, sbucciate e tagliate a dadini
- 1 cucchiaino di pepe nero
- .5 tazza di brodo di pollo

Indicazioni:

Impostare il forno a 425 gradi F. Spalmare leggermente l'olio d'oliva sulla teglia per ungerla. Unire il sale, il pepe nero, la paprika, l'aglio, il rosmarino, il succo di limone e l'olio d'oliva come marinata per il pollo. Strofinare sui pezzi di pollo, e aggiungere la patata fino a quando tutto è uniformemente rivestito. Su una teglia preparata, mettete il pollo con la pelle verso l'alto, e poi spargete i pezzi di patata tra di loro. Irrorare con il brodo di pollo e aggiungere il resto della marinata. Infornare per 15-20 minuti, poi dare una girata alla teglia e cuocere per altri 15 minuti. Potete tirare fuori il pollo e poi cuocere le patate leggermente al forno se preferite un colore dorato.

Domenica

Colazione: Chia e frutti di bosco

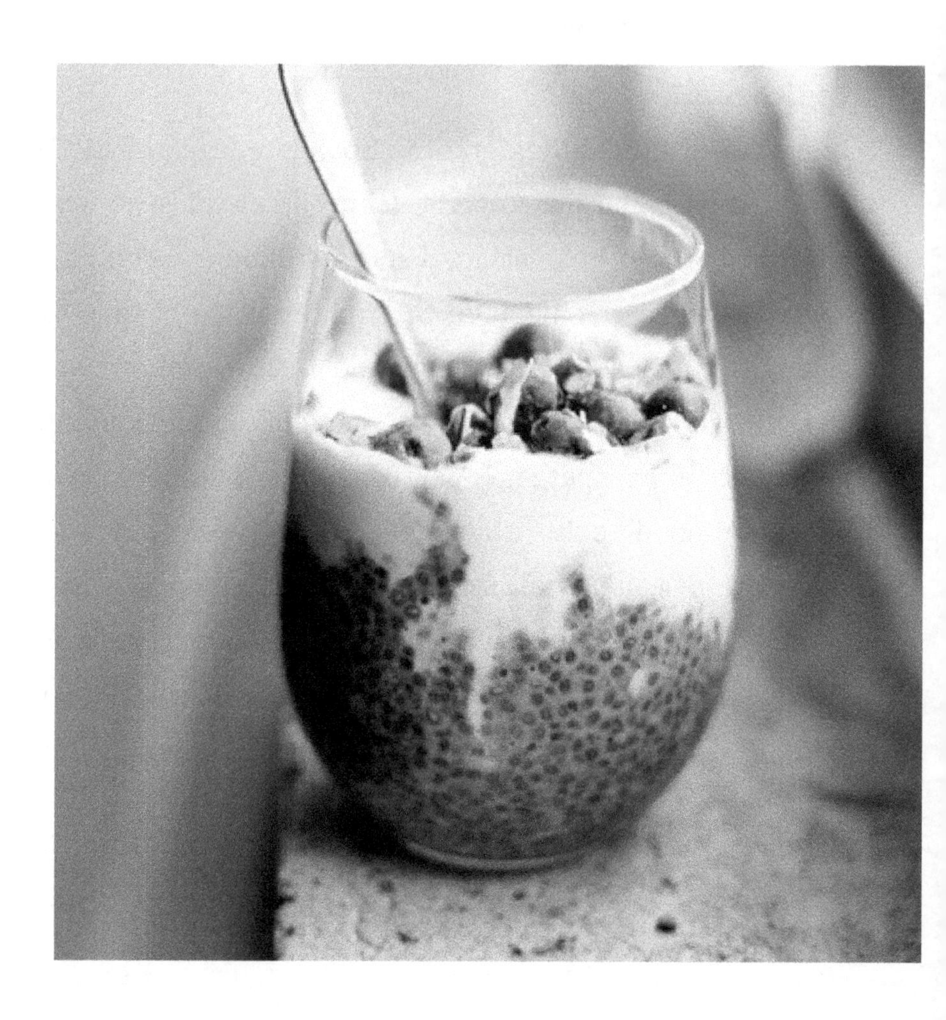

Porzioni: 1

Nutrizione: 560 calorie per porzione, 22 g di grassi, 76 g di carboidrati, 20 g di proteine

Ingredienti:

- .5 tazza di avena arrotolata
- 1 tazza di bacche congelate
- pizzico di sale e cannella
- 1 tazza di latte
- .25 tazza di semi di chia

Indicazioni:

In un contenitore con coperchio o in un barattolo Mason, combinate l'avena, il latte, il sale, la cannella e i semi di chia. Ridurre in purea i frutti di bosco e aggiungere alla parte superiore dell'avena. Potete aggiungere yogurt o altre bacche.

Pranzo: Pollo e Mozzarella Fonduti

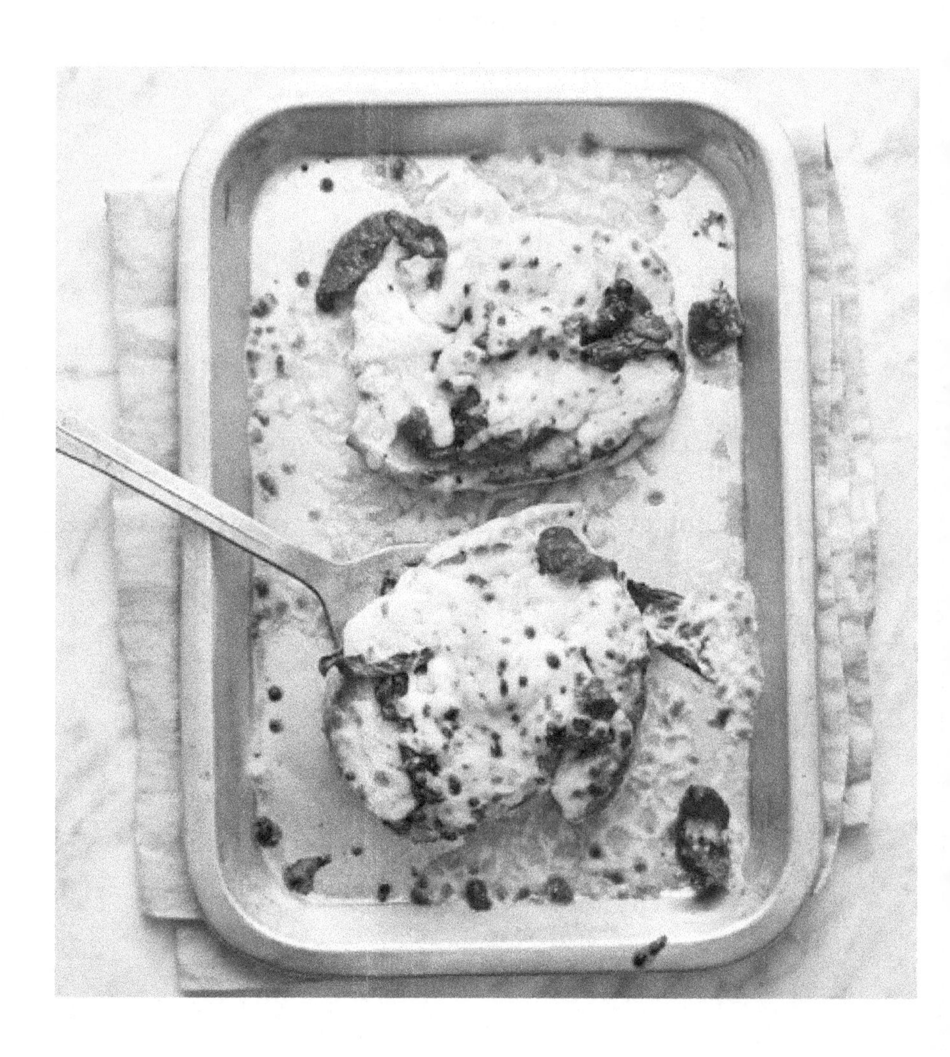

Porzioni: 3

Nutrizione: 1 panino per porzione, 300 calorie per porzione, 10 g di grassi, 20 g di carboidrati, 32 g di proteine

Ingredienti:

- 2 peperoni dolci, affettati
- 4 cosce di pollo senza pelle
- 1 tazza di salsa per spaghetti
- 4 fette di pane italiano integrale
- 3-4 foglie di basilico fresco, affettate
- .5 tazza di mozzarella
- 8-10 olive, affettate
- .5 cucchiaini di rosmarino o origano secchi
- 3 cucchiai di parmigiano grattugiato

Indicazioni:

Per prima cosa, cuocete il vostro pollo (in una pentola lenta, sul fornello, o su una padella) ancora una volta dipende da quello che avete a disposizione e secondo le vostre preferenze. Cuocete con la salsa di spaghetti, il rosmarino e i peperoni dolci in modo che il pollo diventi morbido e possa essere sminuzzato. Poi disponi le tue fette di pane su una teglia. Trasferire il composto di pollo sul pane. Aggiungere le olive, il basilico, il parmigiano e la mozzarella (conservare un po' di formaggio!). Cuocere in forno per qualche minuto in modo che il formaggio diventi leggermente dorato. Capovolgere e aggiungere il composto di pollo sull'altro lato. Cospargete con il formaggio rimasto e cuocete di nuovo per qualche minuto.

Cena: Casseruola di salmone e couscous

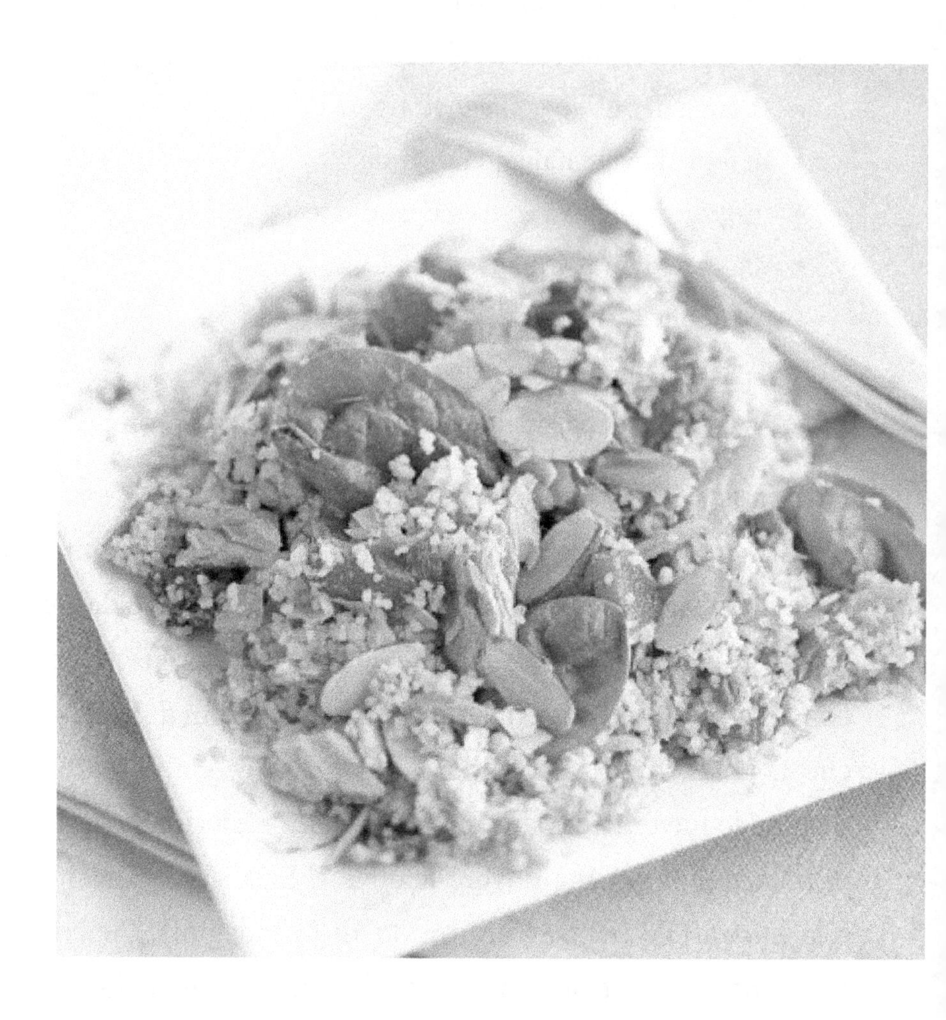

Porzioni: 3

Nutrizione: 332 calorie per porzione, 9 g di grassi, 30 g di grassi, 32 g di carboidrati

Ingredienti:

- 3 cucchiaini di aglio tritato
- 2 tazze di spinaci freschi
- .75 tazza di couscous integrale
- 1 lattina di salmone, scolata ~15 once
- .5 tazza di peperoni rossi dolci da un barattolo, scolati e tritati
- 3 cucchiai di miscela per bruschette
- 2 cucchiai di mandorle
- 1 tazza di acqua

Indicazioni:

In un piatto da microonde, aggiungere l'acqua e l'aglio. Potete riscaldare l'acqua nel microonde fino a quando non sia bollente, o farlo sul fornello. Aggiungere il composto di salmone e il couscous. Lasciate riposare per circa 6-8 minuti. Aspettate che il couscous sia cotto. Ora è il momento di aggiungere gli altri ingredienti - la bruschetta, i peperoni e gli spinaci. Mescolate il tutto fino a che non sia ben combinato e poi potete aggiungere le mandorle come guarnizione per un po' di croccantezza.

Piano alimentare di 28 giorni (settimana 2)

Lunedì

Colazione: Avocado & Panino da colazione all'uovo

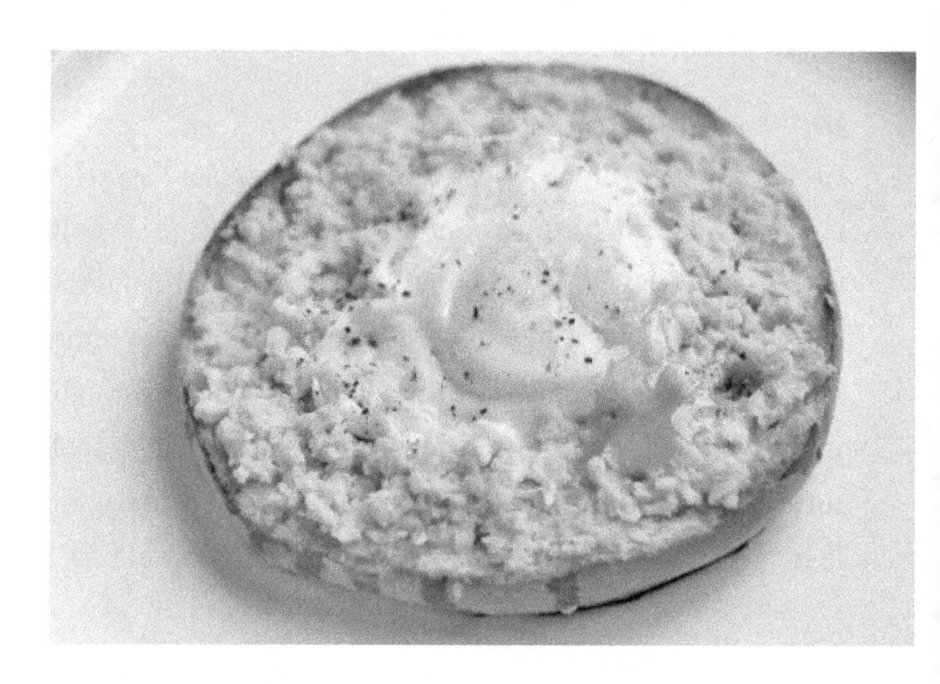

Porzioni: 1

Nutrizione: 307 calorie per porzione, 11 g di proteine, 7,9 g di fibre, 29 g di carboidrati, 16 g di grassi

Ingredienti:

- 1 cucchiaio di olio d'oliva
- 2 fette di pane integrale
- 6-8 gambi di asparagi, cotti al vapore
- .5 avocado, schiacciato
- 1 cucchiaino di senape
- 1 uovo sodo

Indicazioni:

Tostare il pane e spalmare la senape e l'avocado schiacciato. Disponi i tuoi asparagi e le fette di uovo sodo. Se preferite, potete spargere del sale e del pepe nero e qualche goccia di olio d'oliva.

Pranzo: Tagliatelle di zucchine e limone

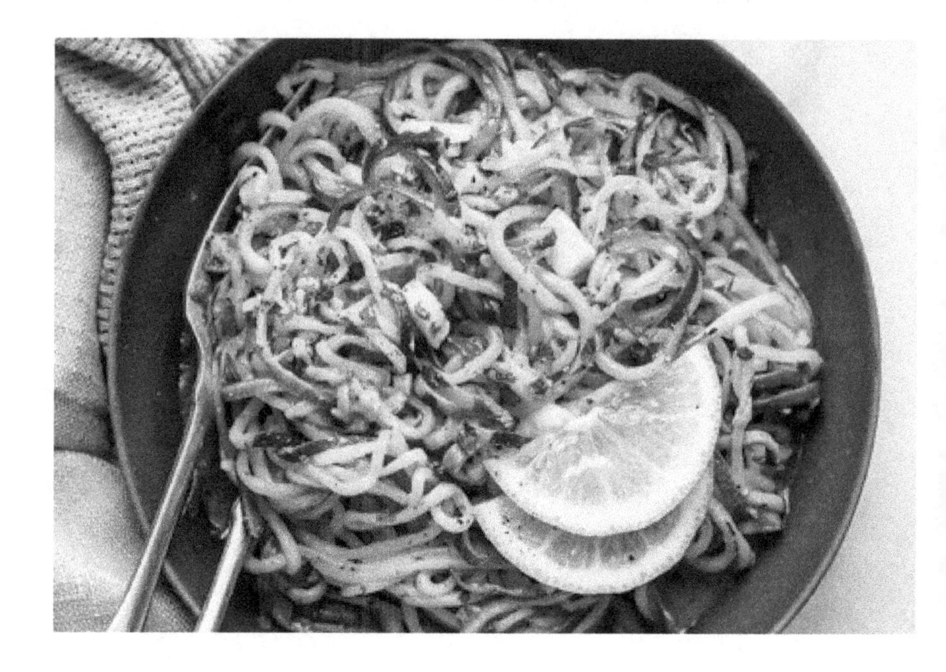

Porzioni: 3

Nutrizione: 199 calorie per porzione, 19,8 g di grassi, 8 g di carboidrati, 1,9 g di proteine

Ingredienti:

- scorza di mezzo limone
- 1 cucchiaio di olio d'oliva
- 2 piccole zucchine fatte in tagliatelle o tagliatelle di zucchine preconfezionate
- 2 cucchiaini di succo di limone
- .5 cucchiaini di aglio in polvere

- 3-4 ravanelli, affettati
- 1 cucchiaio di timo fresco, tritato
- .5 cucchiaini di senape

Indicazioni:

In una ciotola, preparate prima il vostro condimento - combinate l'aglio in polvere, l'olio d'oliva, il succo e la scorza di limone, e la senape. In un'altra ciotola, unite i noodles di zucchine. Irrorate con il condimento all'olio d'oliva che avete appena preparato. Guarnire con il timo fresco e i ravanelli.

Cena: Zuppa di lenticchie

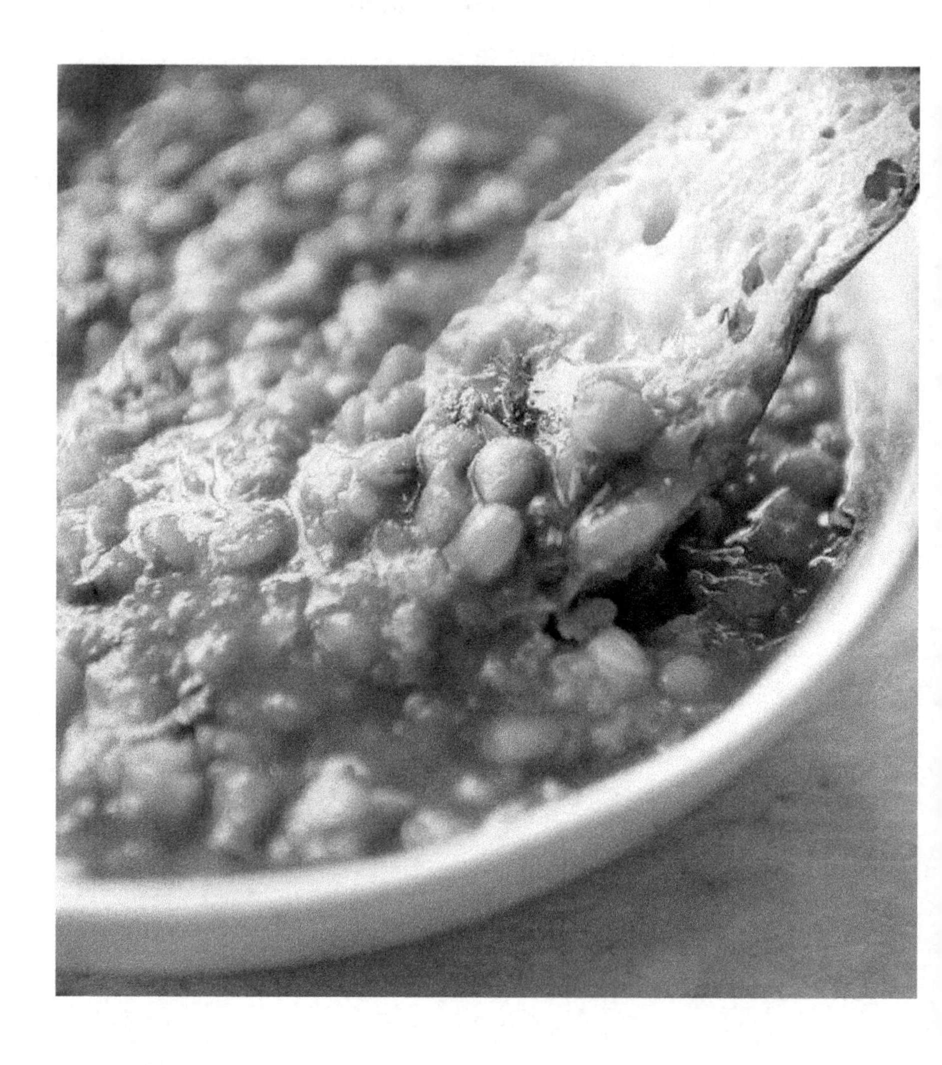

Porzioni: 3

Nutrizione: 257 calorie per porzione, 34 g di carboidrati, 6 g di grassi, 14 g di proteine

Ingredienti:

- 1 cipolla, tagliata a dadini
- 2 cucchiai di olio d'oliva
- .75 tazza di lenticchie, ammollate e sciacquate
- 1 foglia di alloro
- 2 cucchiaini di aglio tritato
- 1 sedano, tagliato a dadini
- 1 tazza di brodo di pollo
- .5 tazza di carote, tagliate a dadini
- 1 tazza di pomodori schiacciati
- .25 tazza di parmigiano, grattugiato
- .25 tazza di vino bianco
- 1 cucchiaino di sale, paprika e pepe nero

Indicazioni:

Aggiungete l'olio d'oliva in una pentola per far soffriggere le cipolle fino a che siano dorate, poi potete aggiungere le seguenti verdure: carote, sedano e aglio. Lasciate che queste verdure si ammorbidiscano poi aggiungete i pomodori, le lenticchie, l'alloro e il brodo di pollo. Condisci con le tue spezie prima di aggiungere il vino e portare il composto a ebollizione. Lasciate cuocere a fuoco lento per 20-30 minuti. Guarnire con parmigiano.

Martedì

Colazione: Frullato di datteri e mandorle

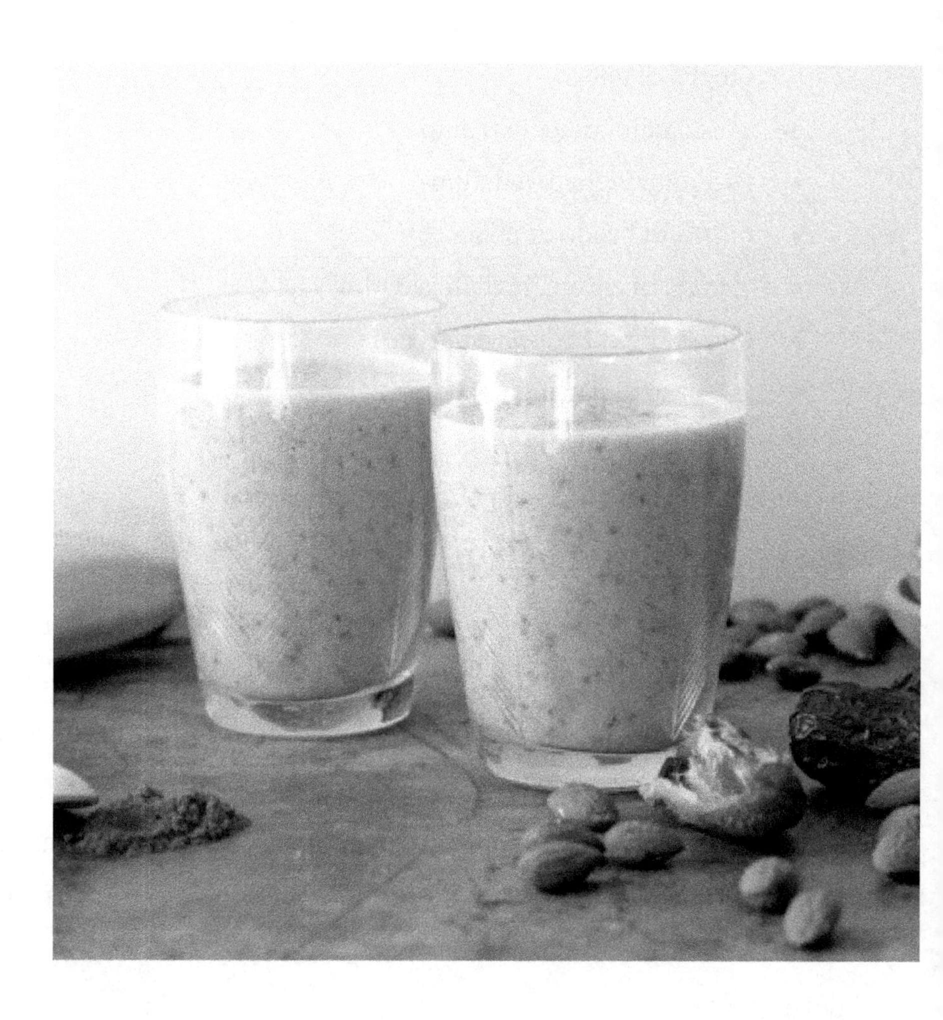

Porzioni: 1

Nutrizione: 421 calorie per porzione, 7 g di proteine, 80 g di carboidrati, 13 g di grassi

Ingredienti:

- 1 banana
- .25 tazza di datteri snocciolati
- .75 tazza di latte di mandorla, non zuccherato
- una manciata di ghiaccio
- 1 cucchiaio di burro di mandorle

Indicazioni:

Lasciare i datteri in ammollo nel latte di mandorla fino a quando non si ammorbidiscono per circa 10-15 minuti (o lasciare una notte in frigo). Unire gli ingredienti e frullare fino ad ottenere una consistenza liscia.

Pranzo: Falafel Burger

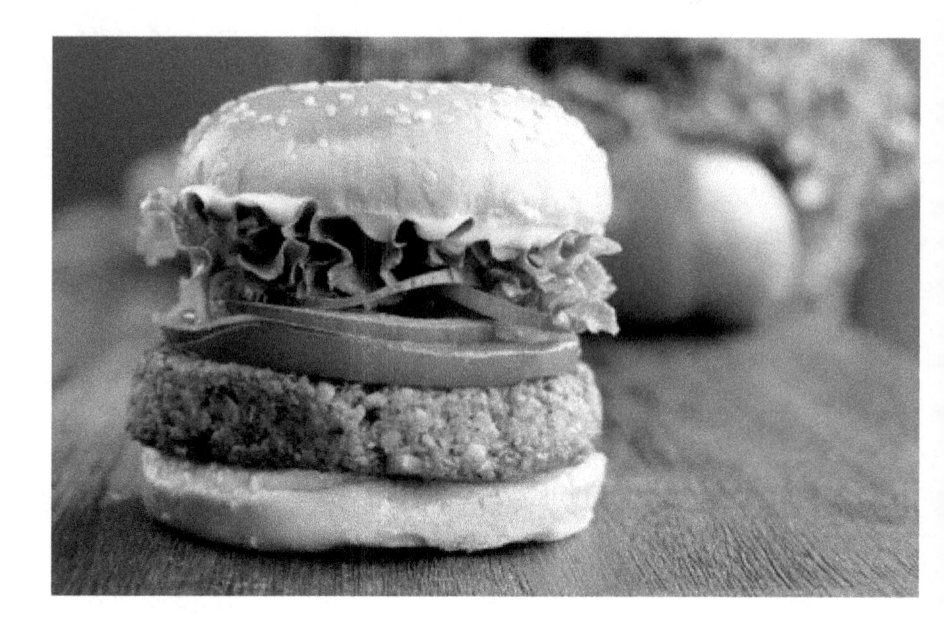

Porzioni: 1

Nutrizione: 343 calorie per porzione, 6 g di grassi, 61 g di carboidrati, 10 g di proteine

Ingredienti:

- 1 polpetta di falafel già pronta
- 1 panino integrale per hamburger
- 1 cucchiaio di olio d'oliva
- 1 foglia di lattuga
- 1-2 cucchiaini di salsa tzatziki
- 2-3 fette sottili di cipolla rossa
- 2-3 fette di pomodoro

Indicazioni:

Puoi friggere leggermente i tuoi falafel in un po' di olio d'oliva. Dovrebbe essere cotto in pochi minuti. Scola l'olio in eccesso su un tovagliolo di carta prima di preparare l'hamburger. Aggiungi le verdure come guarnizione e la salsa tzatziki.

Cena: Zuppa di pollo al limone greco

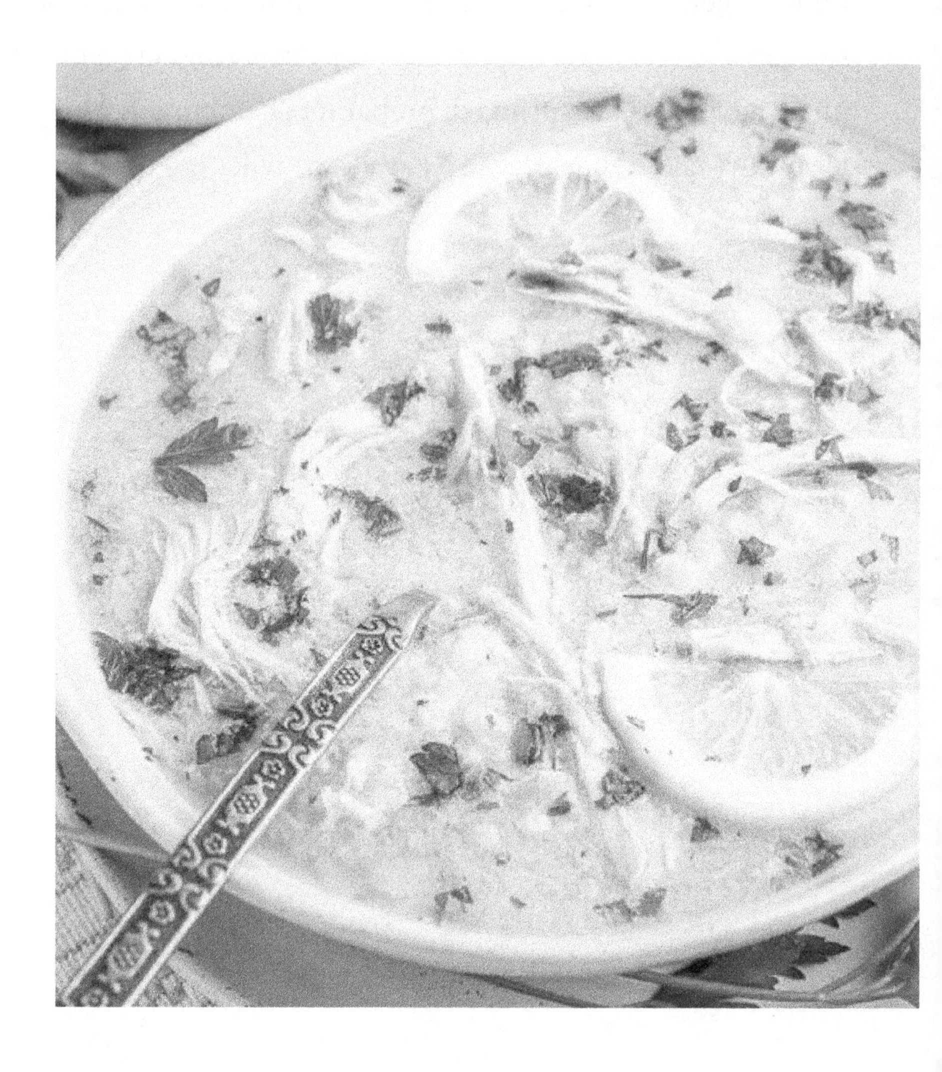

Porzioni: 3

Nutrizione: 221 calorie per porzione, 8 g di grassi, 22 g di carboidrati, 11 g di proteine

Ingredienti:

- 1 petto di pollo disossato
- 3 cucchiai di erba cipollina, tritata
- 2 cucchiai di formaggio (Feta), sbriciolato
- .5 tazza di couscous
- 1 cucchiaio di aglio tritato
- 1,5 cucchiaio di olio d'oliva
- .5 cipolla dolce, tritata
- 4-5 tazze di brodo di pollo
- sale, pepe nero e paprika a piacere
- 1 cucchiaio di succo di limone
- 1 cucchiaino di scorza di limone per l'aroma

Indicazioni:

Iniziare aggiungendo l'olio d'oliva in una grande pentola. Una volta che l'olio è caldo, fate soffriggere la cipolla e l'aglio. Una volta che è fragrante e traslucido, aggiungete il brodo e il pollo. Poi è il momento di aggiungere i condimenti alla carne - sale, pepe nero, scorza di limone e paprika. Portate a ebollizione e poi lasciate sobbollire prima di aggiungere il couscous e altro sale a piacere. Cuocere a fuoco lento per 5-9 minuti. Usare le pinze o una forchetta per sminuzzare il pollo.

Mercoledì

Colazione: Frittata mediterranea

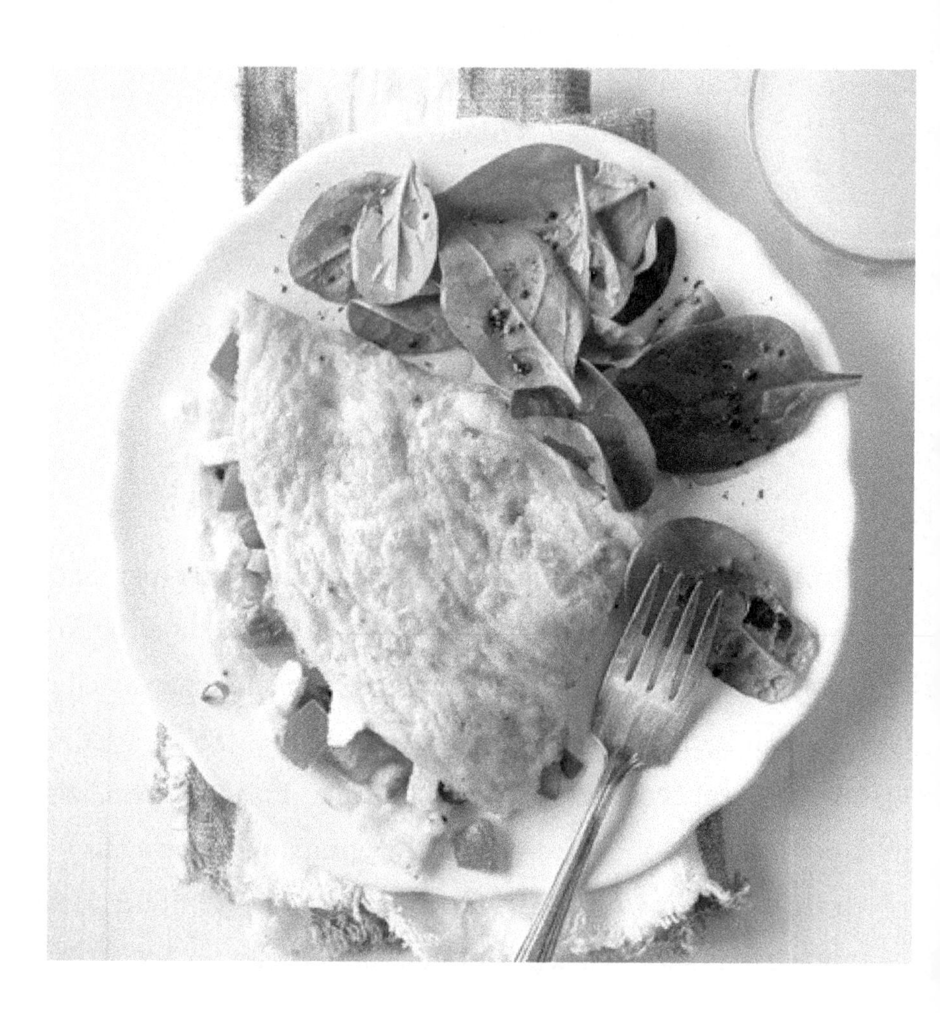

Porzioni: 1

Nutrizione: 300 calorie per porzione, 20 g di carboidrati, 18 g di grassi, 17 g di proteine

Ingredienti:

- 1 cucchiaio di formaggio feta
- 2 uova
- 1 carciofo, tritato
- 1 pomodoro piccolo, tritato
- 4-5 olive, affettate
- 1 cucchiaio di latte
- 2 cucchiai di salsa al pesto
- 1 cucchiaio di olio d'oliva
- un pizzico di erbe fresche per il sapore
- sale e pepe nero a piacere

Indicazioni: Rompere le uova in una ciotola e condire con sale e pepe nero. Aggiungere l'olio d'oliva in una padella a fuoco medio poi aggiungere il composto di uova e distribuirlo. Una volta che le uova si sono rapprese, aggiungere il formaggio e le verdure e piegare l'uovo. Guarnire con il pesto una volta tolto dal fuoco.

Pranzo: Insalata di fagioli bianchi con pomodoro e cetrioli

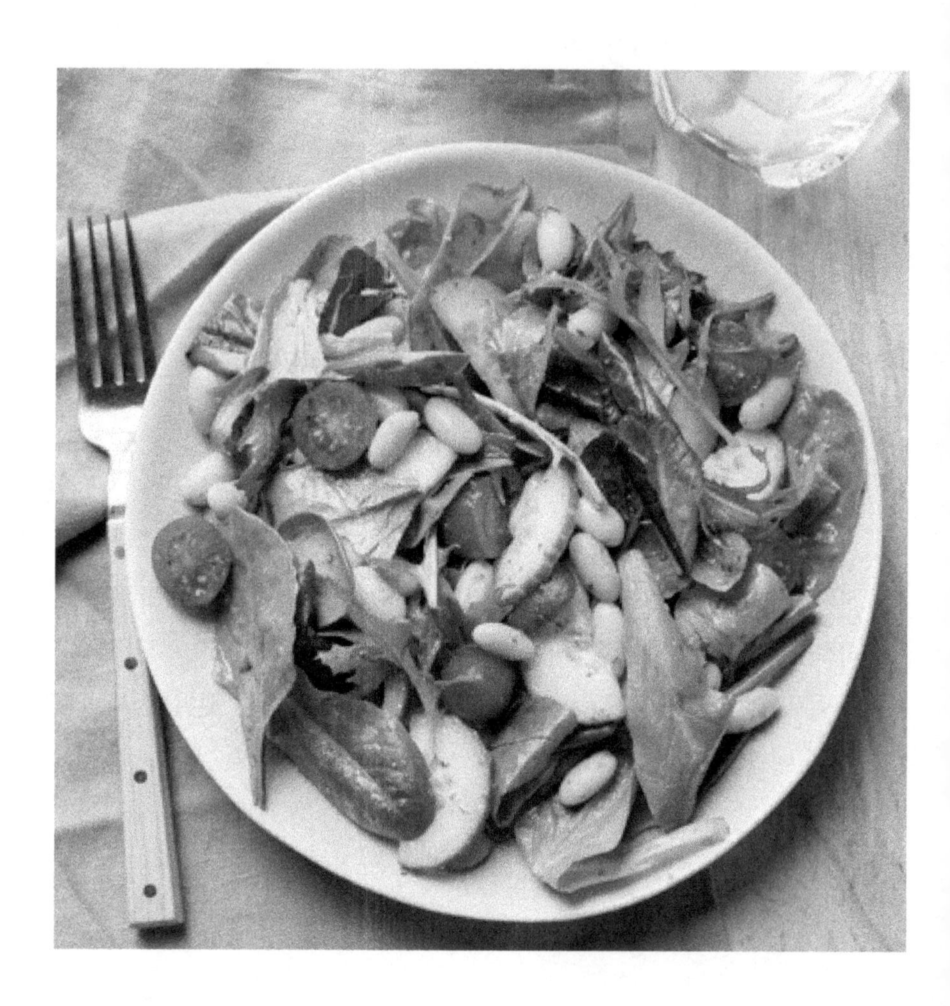

Porzioni: 3

Nutrizione: 2 tazze per porzione, 253 calorie per porzione, 15 g di grassi, 22 g di carboidrati, 8 g di proteine

Ingredienti:

- pizzico di sale e pepe nero
- 10-12 foglie di basilico, tritate
- 3 tazze di insalata mista
- 1 lattina di fagioli cannellini a basso contenuto di sodio ~15 once
- 1 tazza di pomodori ciliegia, dimezzati
- 1 cucchiaino di senape
- 1 cucchiaio di aceto di vino rosso
- 2 cucchiai di olio d'oliva
- .5 cetriolo, tagliato a dadini
- 2 cucchiai di cipolla tritata

Indicazioni:

Usando un robot da cucina o un frullatore - combinare il basilico, l'aceto, l'olio d'oliva, la senape, il sale, il pepe nero fino ad ottenere una consistenza liscia. Questo sarà il vostro condimento. In una grande ciotola, si vogliono combinare gli ingredienti dell'insalata - le verdure, i pomodori, il cetriolo, la cipolla e i fagioli. Aggiungere il condimento e mescolare bene.

Cena: Salmone al limone e pepe

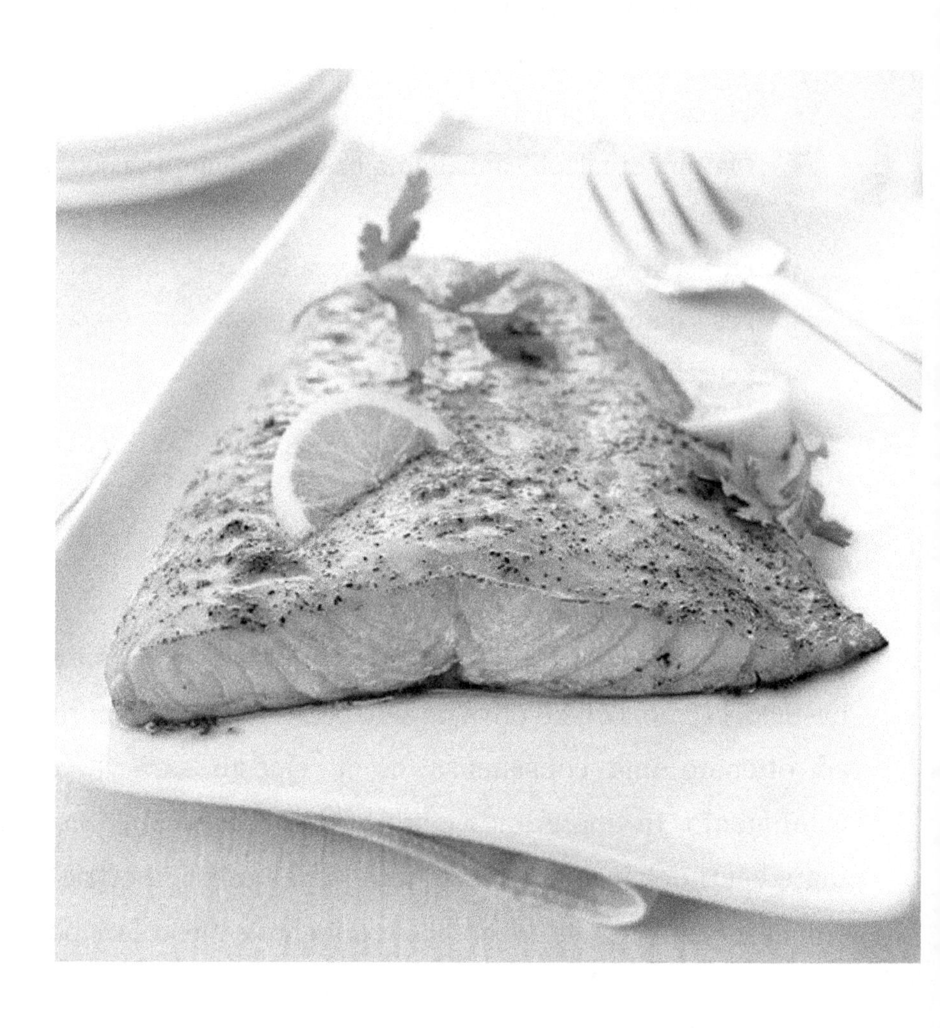

Porzioni: 3

Nutrizione: 239 calorie per porzione, 17 g di grassi, 20 g di proteine, 1 grammo di carboidrati

Ingredienti:

- sale e pepe nero a piacere
- 2 filetti di salmone ~4 once ciascuno
- 3 cucchiai di olio d'oliva
- 2 cucchiai di salsa di soia a basso contenuto di sodio
- 2 cucchiaini di aceto di vino rosso
- 1 cucchiaino di salsa di pomodoro
- 1 cucchiaio di succo di limone

Indicazioni:

Ungere una teglia da forno con qualche goccia di olio d'oliva. Sistemare i filetti di salmone sulla teglia. Unire i liquidi come marinata e condire con sale e pepe nero, poi spennellare il salmone. Cuocere al forno per 6-9 minuti.

Giovedì

Colazione: Albume d'uovo strapazzato con verdure

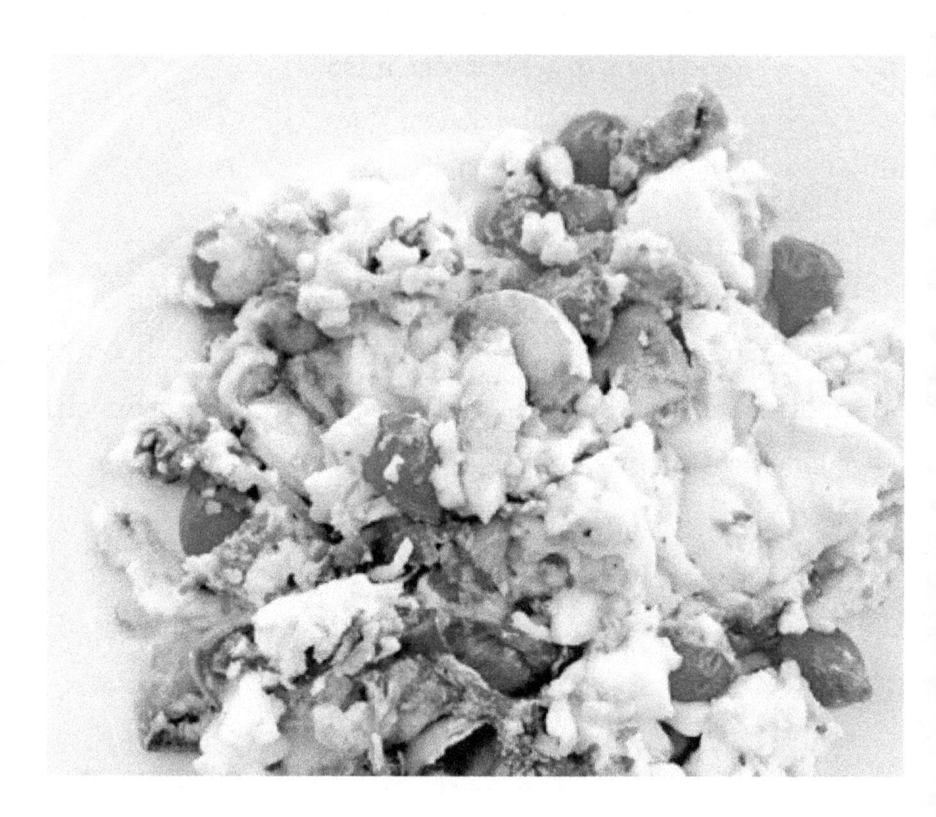

Porzioni: 3

Nutrizione: 149 calorie per porzione, 16 g di proteine, 7 g di carboidrati, 6 g di grassi

Ingredienti:

- 3 cucchiai di parmigiano, tagliuzzato
- .25 tazza di pomodori ciliegia, dimezzati
- 2 cucchiaini di cipolla rossa, tagliata finemente
- 1 tazza di spinaci freschi
- sale e pepe nero a piacere
- .25 tazza di latte
- 6 albumi o 1,5 tazze di prodotto d'uovo refrigerato
- 2 spicchi d'aglio, tritati
- 3 cucchiai di olio d'oliva

Indicazioni:

In una ciotola, unire il latte e le uova e condire il composto. In una grande padella, aggiungere l'olio d'oliva e l'aglio. Aggiungere le verdure e cuocere fino a quando gli spinaci diventano appassiti. Poi togliete dal fuoco e aggiungete il composto di uova. Cuocete le uova, poi togliete dal fuoco e servite con le verdure. Ricoprite con il formaggio tagliuzzato.

Pranzo: Pane Pita, Hummus e insalata greca

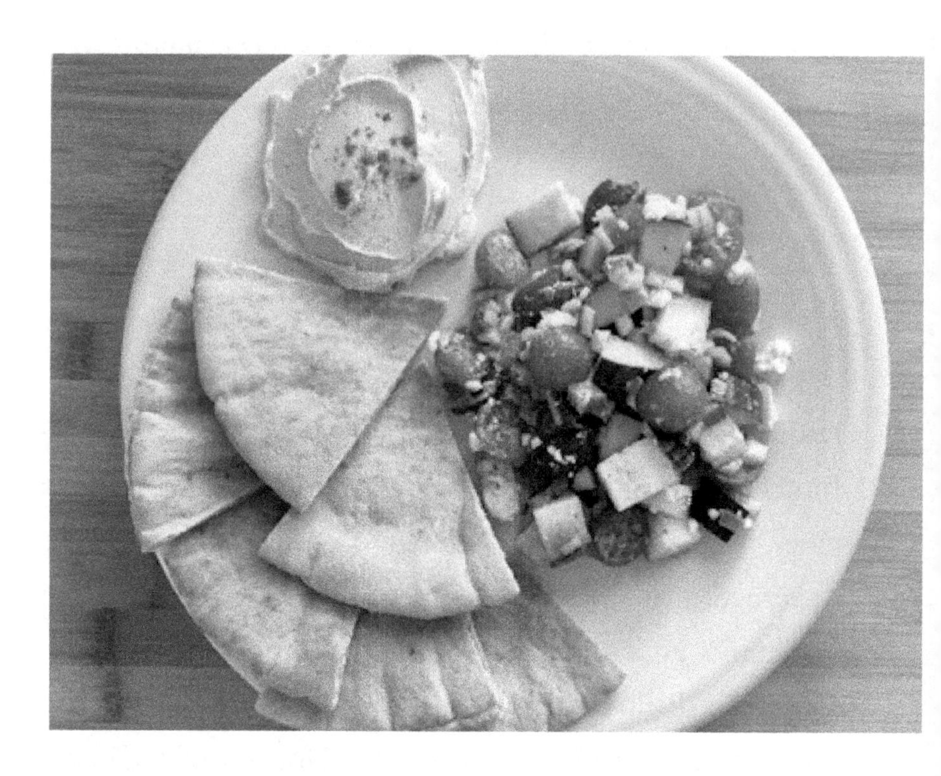

Porzioni: 1

Nutrizione: 414 calorie per porzione, 30 g di grassi, 28 g di carboidrati, 10 g di proteine, 6 g di fibre

Ingredienti:

- .25 tazza di hummus
- 1 pane pita integrale
- 1 cucchiaio di formaggio (Feta), sbriciolato

- 1,5 tazze di rucola
- .5 cetriolo, tagliato a dadini
- .5 tazza di carota, tritata
- 1 cucchiaio di aceto di vino rosso
- 3 cucchiai di olio d'oliva
- 1 pomodoro, tagliato a dadini
- pizzico di sale e pepe nero

Indicazioni:

In una grande insalatiera, mescolare il cetriolo, le carote, l'olio, l'aceto di vino rosso, la rucola, i pomodori e il formaggio feta. Mangiare con un lato di pane pita e hummus.

Cena: Pollo al parmigiano e al limone con tagliatelle di zucchine

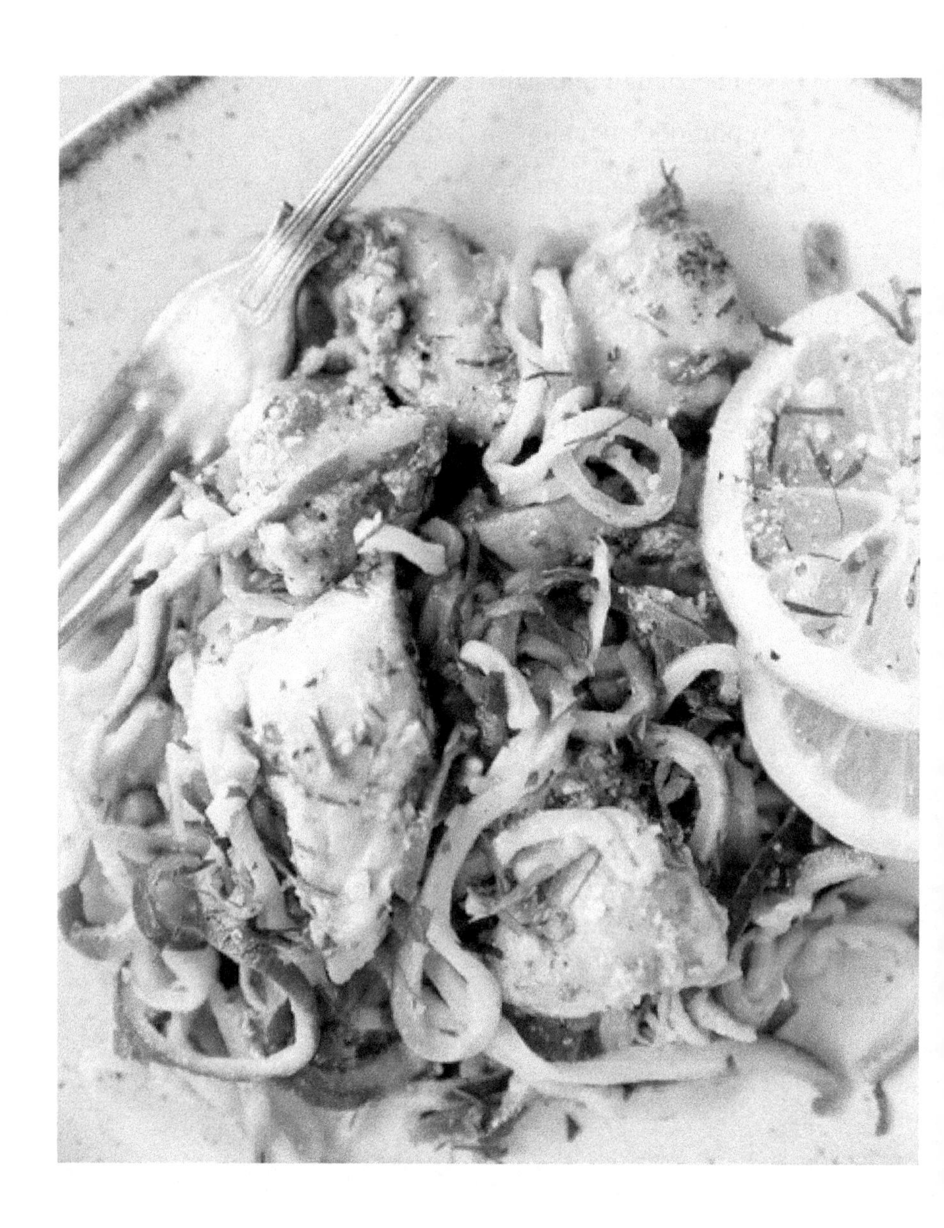

Porzioni: 3

Nutrizione: 632 calorie per porzione, 36 g di grassi, 4 g di carboidrati, 70 g di proteine

Ingredienti:

- 1 pacchetto di tagliatelle di zucchine
- sale e pepe nero a piacere
- .25 tazza di parmigiano, grattugiato
- 2 petti di pollo disossati, tagliati a cubetti
- 2 cucchiaini di aglio tritato
- 2 cucchiai di olio d'oliva
- 1 cucchiaino di origano secco
- .5 tazza di brodo di pollo o vegetale
- 2 cucchiaini di scorza di limone
- .5 cucchiaini di basilico secco

Indicazioni:

Cuocere e scolare le tagliatelle di zucchine secondo le istruzioni. Aggiungere l'olio d'oliva e cuocere il pollo in una padella separata. Condire con sale e pepe nero. Togliere il pollo una volta cotto ma tenere il fuoco acceso e aggiungere l'aglio, la scorza di limone, il basilico, l'origano e il vostro brodo di scelta. Lasciate cuocere bene il composto prima di lasciarlo cuocere a fuoco medio-basso. Aggiungete di nuovo il pollo nella padella e lasciate cuocere il piatto fino a quando la salsa si è ridotta. Servire con le tagliatelle di zucchine.

Venerdì

Colazione: Frittata di erbe e uova

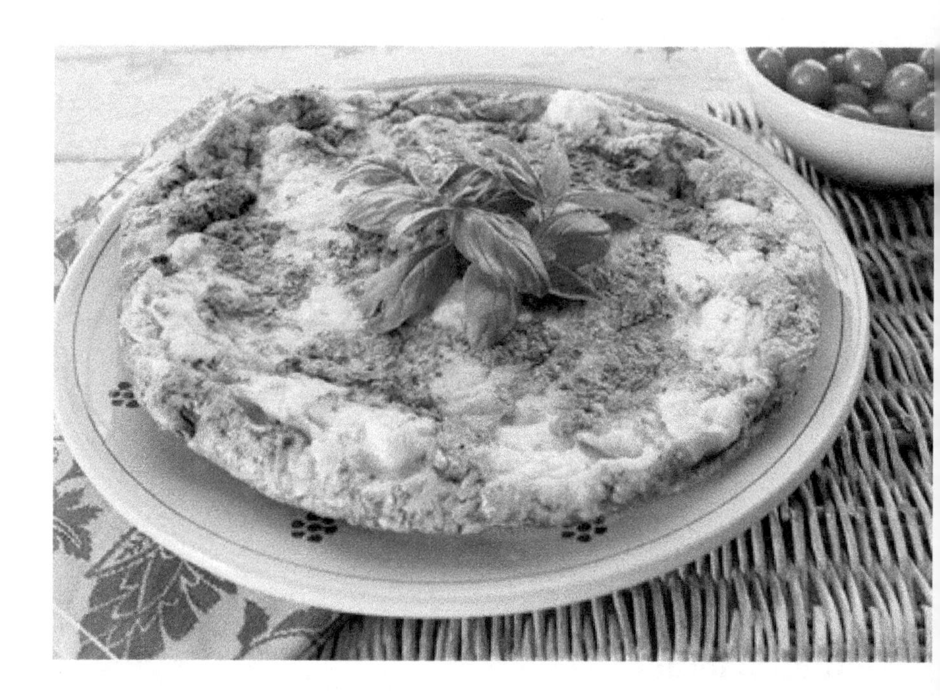

Porzioni: 1

Nutrizione: 265 calorie per porzione, 18 g di carboidrati, 22 g di proteine, 12 g di grassi

Ingredienti:

- 2 albumi d'uovo
- .5 tazza di cipolla, tagliata a dadini
- 1 cucchiaio di olio d'oliva
- .25 tazza di acqua

- sale e pepe nero a piacere
- 3 cucchiai di ricotta
- 1 cucchiaino di erbe secche (o 2 cucchiaini se usate quelle fresche)

Indicazioni:

Aggiungere prima l'acqua in una casseruola e lasciarla bollire. Aggiungere l'olio d'oliva e cuocere prima le cipolle. Poi rompere le uova e cuocere con sale, pepe e condimento di erbe. Guarnire con il formaggio e togliere dal fuoco.

Pranzo: Ciotola di insalata mediterranea

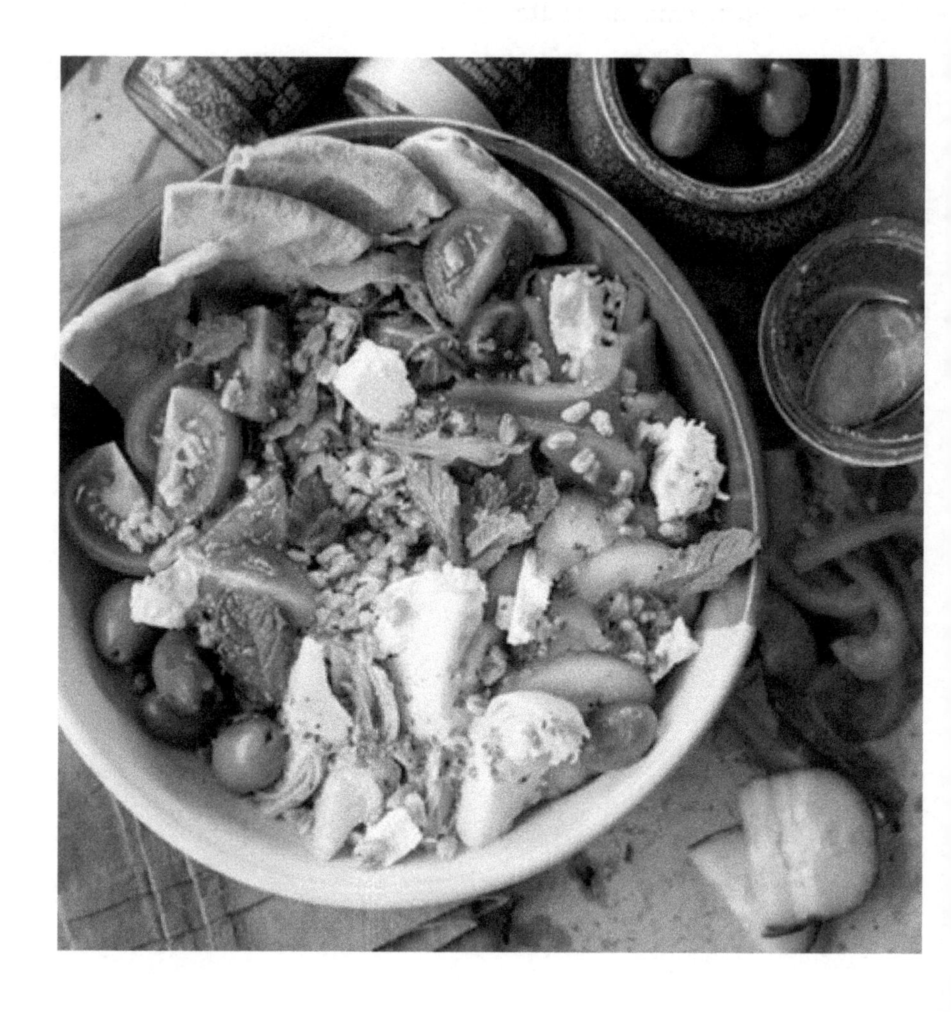

Porzioni: 3

Nutrizione: 108 calorie per porzione, 7 g di grassi, 7 g di carboidrati, 5 g di proteine

Ingredienti:

- .25 tazza di zucchine, tritate
- .5 tazza di peperone, tritato
- .5 tazza di broccoli
- 2 cucchiai di formaggio (Feta), sbriciolato
- 2 cucchiai di aceto di vino rosso
- 1 tazza di lattuga romana, strappata
- 1 pomodoro, tritato
- .5 cetriolo, tritato
- 1 cucchiaio di pesto

Indicazioni:

Mescolate il pesto e l'aceto di vino rosso per fare il condimento dell'insalata. In un'insalatiera, combinare tutte le altre verdure e guarnire con il formaggio feta. Aggiungere la vinaigrette.

Cena: Gamberi all'aglio

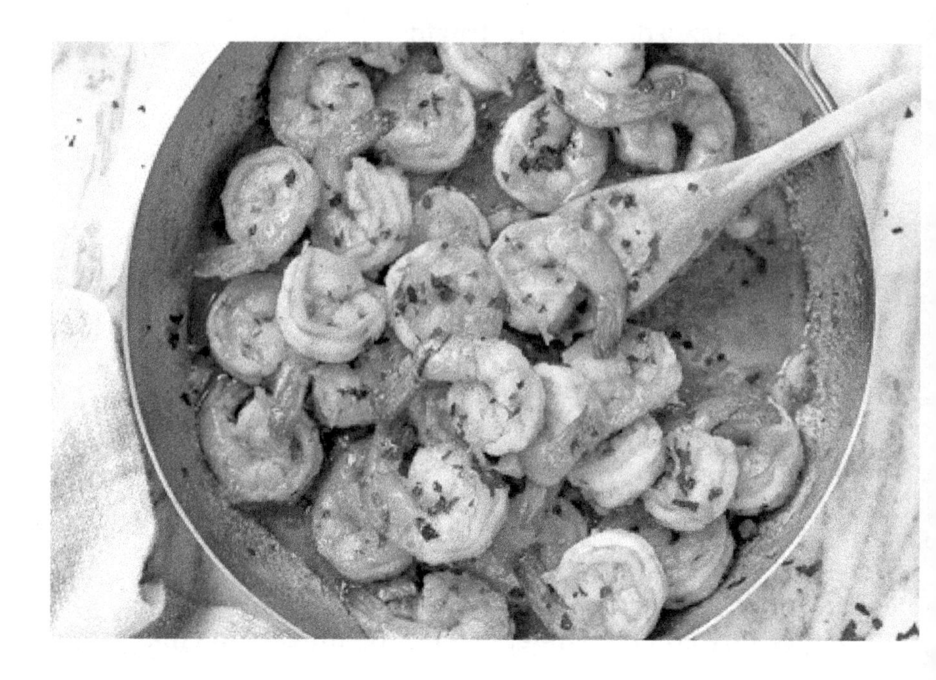

Porzioni: 3

Nutrizione: 248 calorie per porzione, 14 g di grassi, 17 g di proteine, 7,3 g di carboidrati

Ingredienti:

- 1 libbra di gamberi grandi, sgusciati
- .25 tazza di olio d'oliva
- 2,5 cucchiaini di aglio tritato
- .5 cucchiaini di fiocchi di peperoncino
- .5 cucchiaini di paprika
- 1 cucchiaino di sale

- 2 cucchiai di aceto di vino rosso
- 2 cucchiai di succo di limone
- 1 cucchiaio di prezzemolo fresco, tritato

Indicazioni:

n una padella grande, aggiungete l'olio d'oliva, poi aggiungete l'aglio e i fiocchi di peperoncino quando è caldo. Assicuratevi che l'aglio non bruci! Aggiungere i gamberi e condire con paprika e sale. Cuocere per 5 minuti fino a quando non sono più crudi e diventano di colore rosa. Aggiungete i vostri liquidi di succo di limone e aceto e lasciateli cuocere e ridurre. Togliere dal fuoco e guarnire con il prezzemolo.

Sabato

Colazione: Sandwich per la colazione con più cereali

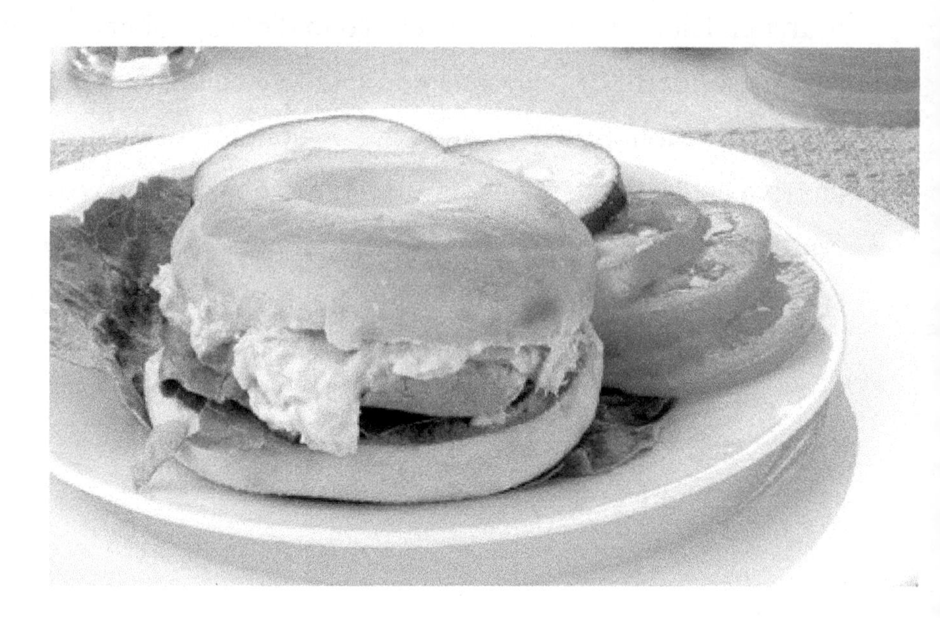

Porzioni: 1

Nutrizione: 239 calorie per porzione, 12 g di grassi, 27 g di carboidrati, 13,4 g di proteine

Ingredienti:

- 1 cucchiaio di olio d'oliva
- 4-5 foglie di spinaci freschi
- pizzico di sale e pepe nero
- 1 sandwich bagel multi cereali

- 2 uova
- 2-3 pomodori ciliegia, affettati

Indicazioni:

Preriscaldate il forno a 375 gradi F. Spalmate un po' di olio d'oliva sulle sottilette per panini e tostatele in forno fino a quando saranno leggermente dorate. In una padella, cuocere le uova nel resto dell'olio d'oliva. Una volta cotte, mettetele da parte. Aggiungere i pomodori, gli spinaci e l'uovo su ogni bagel sottile, e cospargere di sale e pepe nero.

Pranzo: Tortilla di gamberi

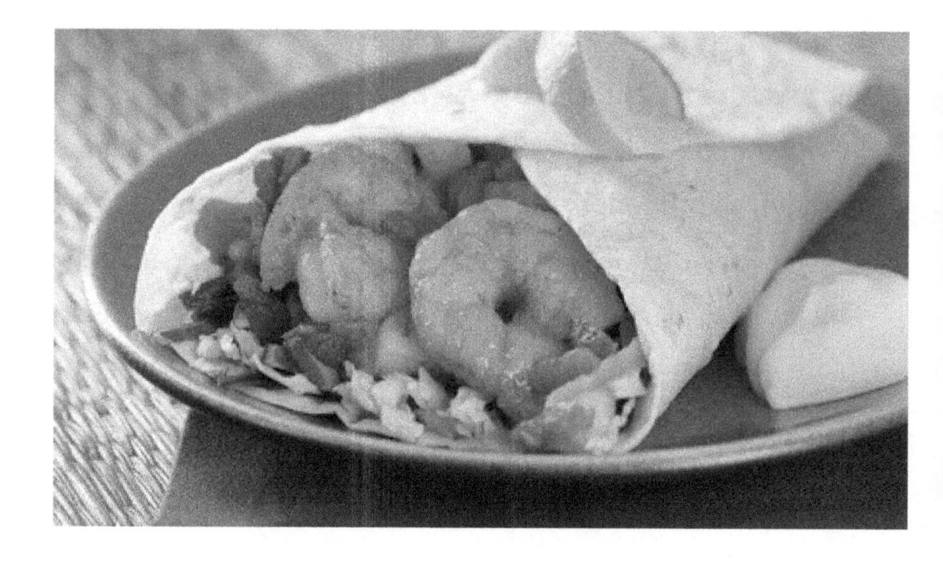

Porzioni: 1

Nutrizione: 365 calorie per porzione, 26 g di proteine, 12 g di grassi

Ingredienti:

- 100 grammi di gamberi cotti, tritati grossolanamente
- 0.5 pomodoro, tagliato a dadini
- 0.25 avocado, tagliato a dadini
- 1 tortilla integrale
- 2 cucchiaini di succo di limone
- 1 cucchiaio di cipolla tritata
- 0.5 cetriolo, tritato

- 50 grammi di formaggio (Feta), sbriciolato

Indicazioni:

In una ciotola, mescolate insieme i pomodori, la feta, il cetriolo, i gamberi, l'avocado, il succo di limone e la cipolla. Scaldate la vostra tortilla e aggiungete il ripieno per mangiarlo come un involucro.

Cena: Spiedini di gamberi scampi

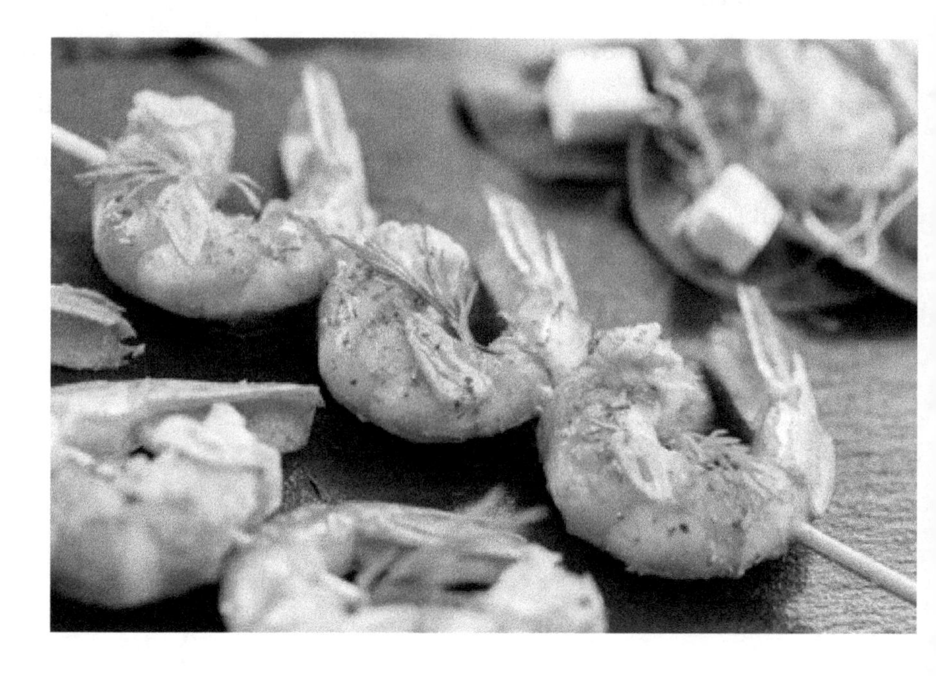

Porzioni: 3

Nutrizione: 327 calorie per porzione, 30 g di carboidrati, 36 g di proteine, 7 g di grassi

Ingredienti:

- 2 cucchiaini di aglio tritato
- 1 libbra di gamberi grandi, sgusciati
- 4 once di vermicelli integrali
- 1 cucchiaino di sale
- 1 cucchiaino di paprika
- 2 cucchiai di olio d'oliva

- .5 mazzo di prezzemolo fresco, tritato
- 1 cucchiaino di succo di limone
- 1 cucchiaino di pepe nero

Indicazioni:

Per prima cosa, condite i vostri gamberi con le vostre spezie. Infilateli su 4 spiedini di circa 8-10" di lunghezza. Preparate la vostra griglia a gas o a carbone e grigliate gli spiedini, assicurandovi di girarli una volta in modo che entrambi i lati siano uniformi. Cuocere la pasta secondo le istruzioni. Aggiungere gli spiedini di gamberi al piatto di pasta e guarnire con succo di limone e prezzemolo.

Domenica

Colazione: Avena con frutta

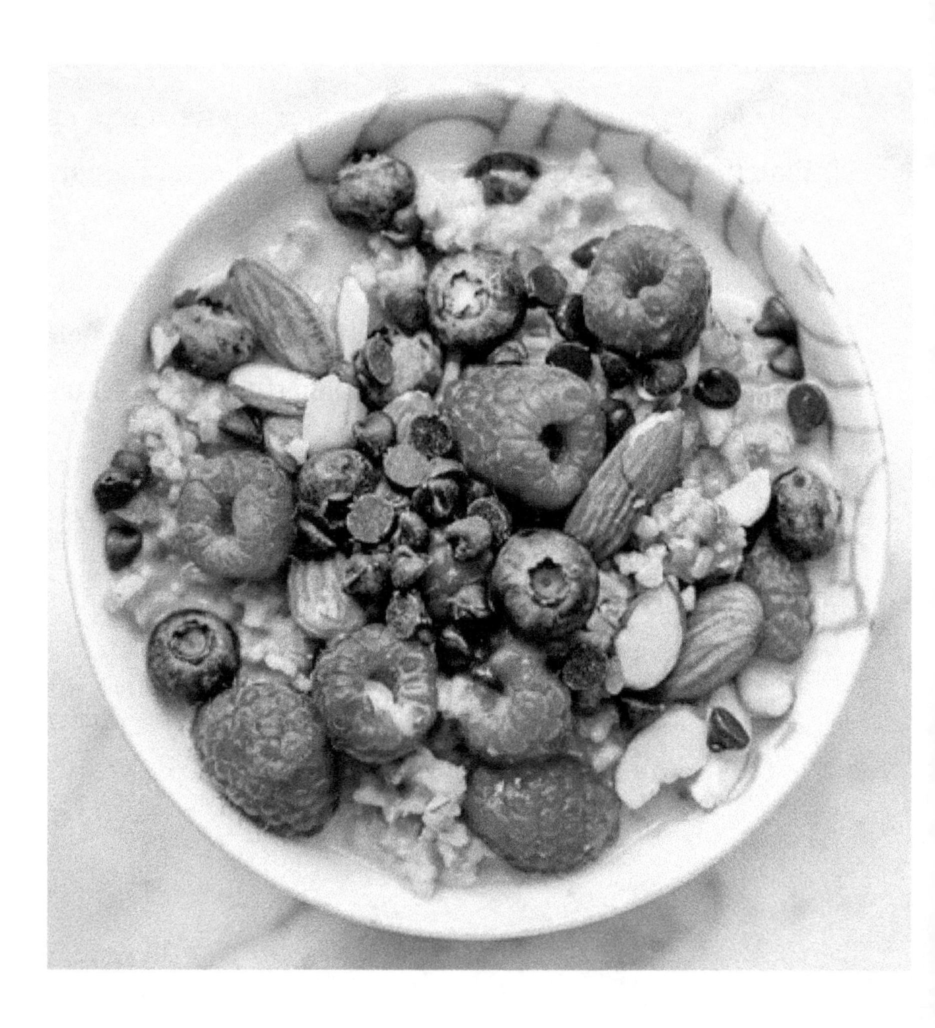

Porzioni: 1

Nutrizione: 532 calorie per porzione, 19 g di grassi, 75 g di carboidrati, 18 g di proteine

- **Ingredienti:**
- .25 tazza di lamponi freschi
- .5 tazza di latte
- .5 tazza di yogurt
- .25 tazza di noci crude tritate di vostra scelta
- .5 tazza di avena
- un pizzico di cannella in polvere

Indicazioni:

In un barattolo con un coperchio, mescolare l'avena, un pizzico di cannella e il latte. Lasciate raffreddare durante la notte o per qualche ora. Poi aggiungete la vostra frutta, lo yogurt e le noci come guarnizione prima di mangiare.

Pranzo: Insalata di tonno mediterranea

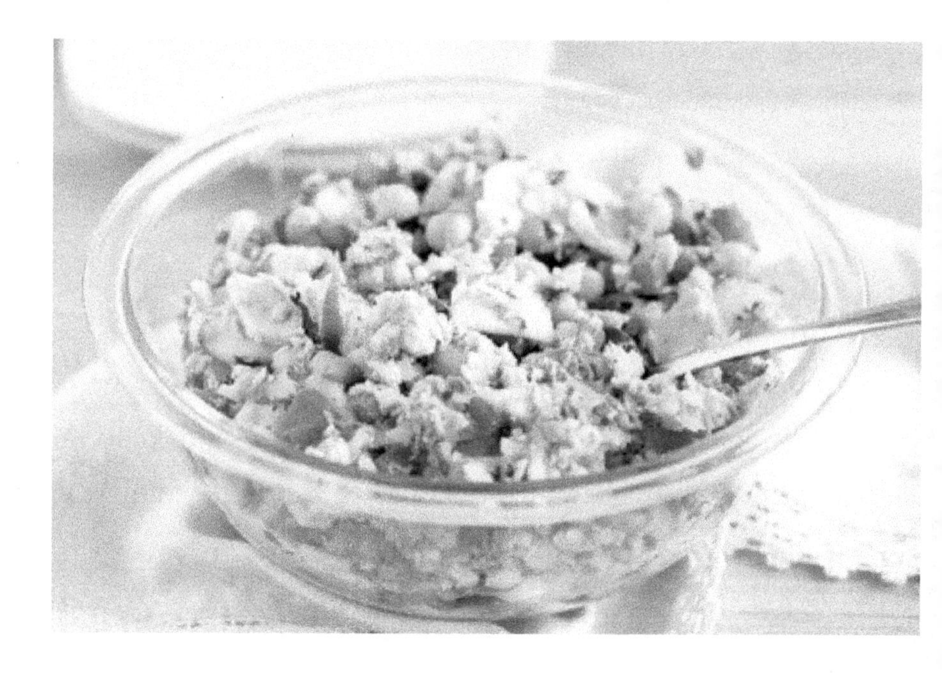

Porzioni: 3

Nutrizione: 139 calorie per porzione, 8 g di grassi, 11 g di carboidrati, 11,5 g di proteine

Ingredienti:

- .25 tazza di ceci
- 7-9 olive nere, affettate
- .25 tazza di cipolla, tritata finemente
- .5 tazza di peperone, tritato
- .5 cetriolo, tagliato a dadini
- 1 cucchiaio di succo di limone

- 1 scatola di tonno, sgocciolato ~6 oz
- 3 spicchi d'aglio, tritati
- 3 cucchiai di olio d'oliva
- .5 tazza di carote, tagliate a dadini

Indicazioni:

In una ciotola, mescolate il tonno con l'aglio, i ceci, il pepe, le olive, le carote, le cipolle e il cetriolo. Aggiungete il succo di limone e l'olio d'oliva per preparare il condimento. Aggiungere un pizzico di pepe nero o di sale e guarnire con il prezzemolo

Cena: Pasta di cavolo e feta

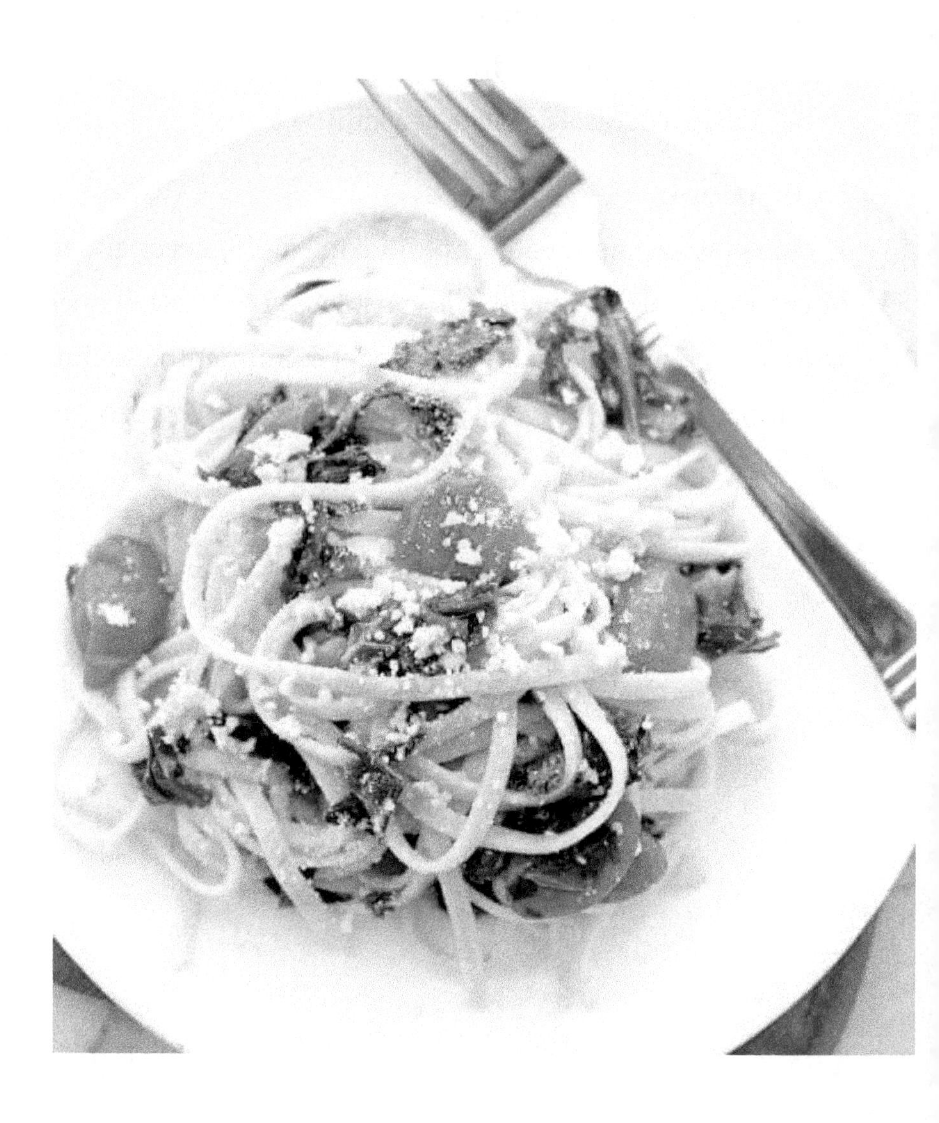

Porzioni: 3

Nutrizione: 269 calorie per porzione, 22 g di grassi, 13 g di carboidrati, 7 g di proteine

Ingredienti:

- 3 spicchi d'aglio, tritati
- 1 pacchetto di fettuccine
- 5 cucchiai di olio d'oliva, divisi
- 4 cucchiai di formaggio (Feta), sbriciolato
- sale e pepe nero a piacere
- 8-10 pomodori ciliegia, dimezzati
- 4 tazze di acqua
- 6-7 tazze di foglie di cavolo fresco

Indicazioni:

Aggiungere metà dell'olio d'oliva in una grande pentola. Poi si vuole mescolare le foglie di cavolo a fuoco medio. Diventeranno appassite in pochi minuti, quindi toglietele dalla pentola. Poi, aggiungi la pasta, l'acqua, i pomodori, l'aglio, il sale e il pepe e cuoci a fuoco medio-alto. Cuocere a fuoco lento fino a quando la pasta non ha finito di cuocere, quindi condire con il formaggio e l'olio d'oliva.

Piano alimentare di 28 giorni (Settimana 3)

Lunedì

Colazione: Frullato di mango e pera

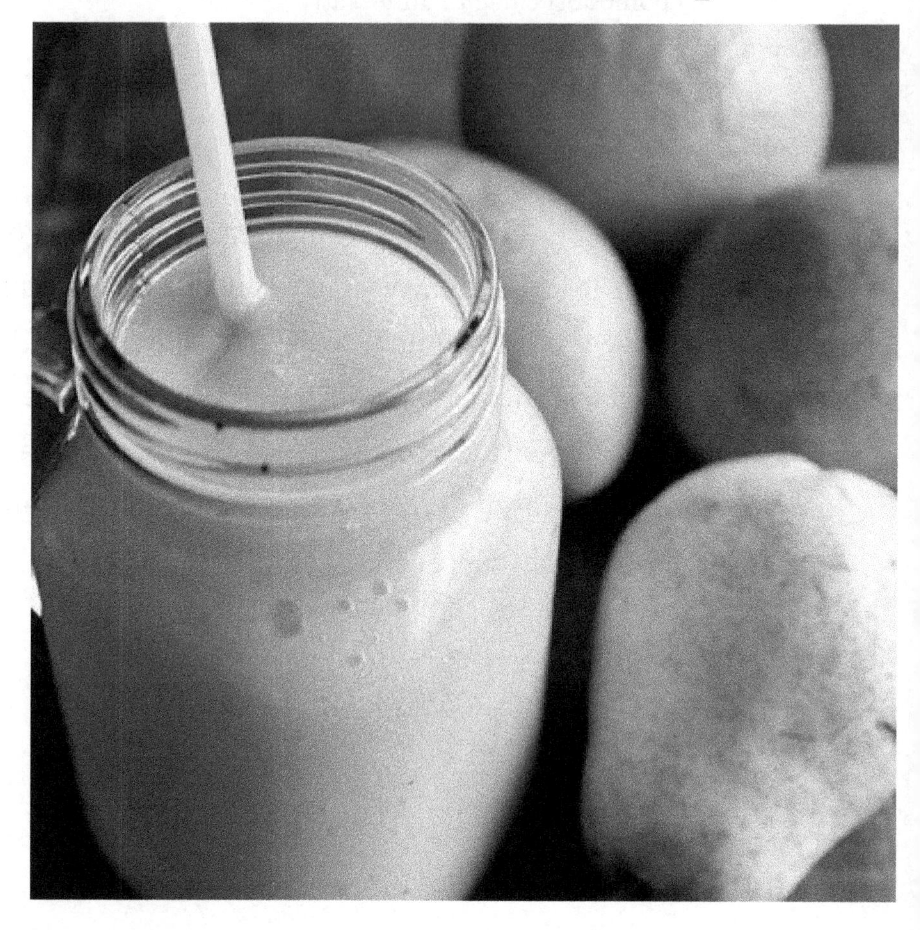

Porzioni: 1

Nutrizione: 293 calorie; grassi totali: 8g; grassi saturi: 5g; carboidrati: 53g; Fibra: 7g; Proteine: 8g

Il mango aggiunge un delizioso colore giallo e un sapore delizioso a questo frullato setoso, quasi decadente. Questo frutto luminoso e fragrante è una fonte meravigliosa di vitamine A e C, così come di rame, potassio e fibre, il che significa che sostiene la salute della pelle e della vista mentre combatte il cancro.

Ingredienti:

- 1 pera matura, snocciolata e tagliata a pezzi
- ½ mango, sbucciato, snocciolato e tritato
- 1 tazza di cavolo tritato
- ½ tazza di yogurt greco normale
- 2 cubetti di ghiaccio

Indicazioni:

In un frullatore, frullate la pera, il mango, il cavolo e lo yogurt. Aggiungere il ghiaccio e frullare fino a che non sia denso e liscio. Versare il frullato in un bicchiere e servire freddo.

Consiglio di sostituzione: le mele possono essere usate al posto della pera. Per qualche fibra in più, lasciate la buccia sul frutto. Lavate bene la buccia, però, per rimuovere qualsiasi residuo di pesticidi se le vostre mele non sono biologiche.

Pranzo: Insalata di lenticchie, gamberetti e fagioli

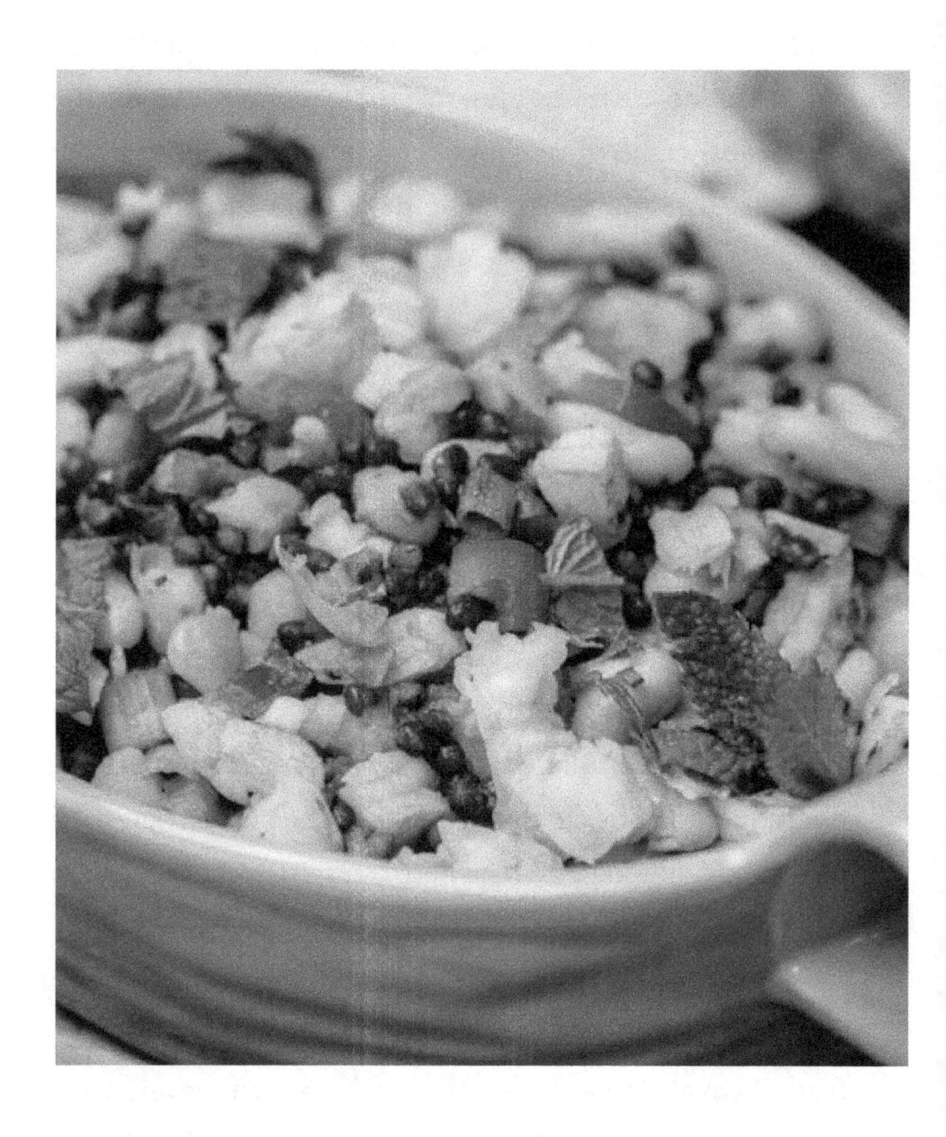

Porzioni: 3

Nutrizione: 347 calorie per porzione, 8,9 g di grassi, 38 g di carboidrati, 19,5 g di proteine

Ingredienti:

- .5 peperone, tritato
- 5-7 foglie di menta, tritate
- 2 cucchiaini di capperi
- 2 cucchiaini di aglio tritato
- 1 lattina di lenticchie marroni ~15 once
- 7 once di gamberi cotti
- 2 cucchiai di aceto di vino bianco
- 1 lattina di fagioli bianchi ~15 once
- sale e pepe nero a piacere
- 2 cucchiai di olio extravergine d'oliva
- .5 cucchiaini di cumino macinato
- .5 cucchiaini di paprika

Indicazioni:

Mescolate insieme i gamberi, il pepe, i capperi, i fagioli bianchi, le lenticchie, la menta e l'aglio tritato. Condire con le spezie e aggiungere l'aceto di vino bianco e l'olio d'oliva come condimento. Mescolare in modo che tutto sia ben disegnato. Questo è un ottimo pasto con una fetta del vostro pane pita integrale preferito.

Cena: Pollo vegetariano mediterraneo

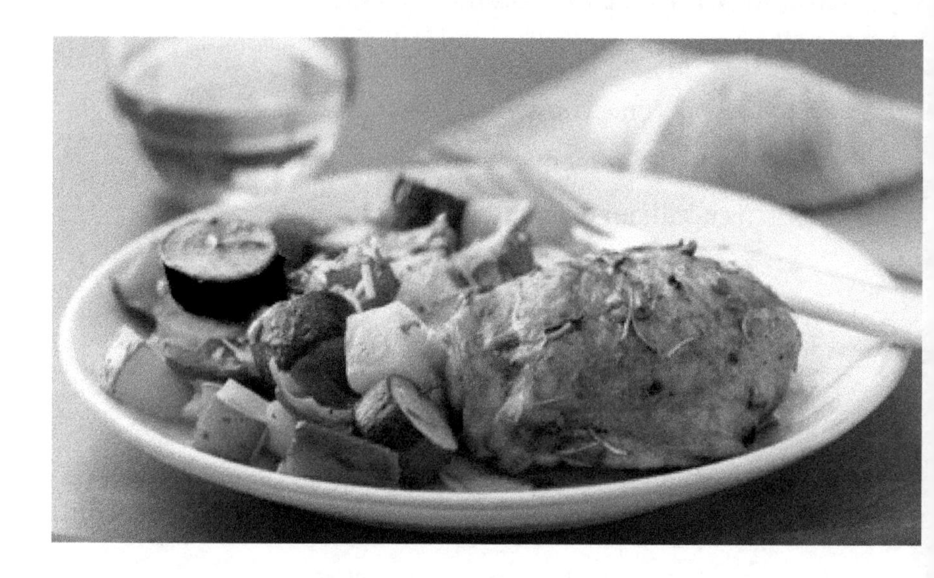

Porzioni: 3

Nutrizione: 291 calorie per porzione, 6 g di grassi, 12,7 g di carboidrati, 3,8 g di fibre, 45 g di proteine

Ingredienti:

- 1 cucchiaio di sale dell'Himalaya o sale normale, pepe nero, paprika
- 3 cipolle verdi, tritate
- 2 grandi petti di pollo senza pelle e disossati
- 2-3 pomodori, tagliati a dadini
- 2 piccoli peperoni jalapeno, privati dei semi e affettati sottilmente
- 2 cucchiai di succo di limone

- 1 peperone, tritato

Indicazioni:

Mescolate il succo di limone con le spezie e usate il composto per condire i petti di pollo. Su una teglia foderata, mettete i petti di pollo e le verdure tritate. Infornate per 30-35 minuti a 450 gradi F coperti da un foglio di alluminio per intrappolare l'umidità. Una volta cotto, potete cuocerlo per qualche minuto per aggiungere più colore al vostro pollo.

Martedì

Colazione: Frullato di fragola e rabarbaro

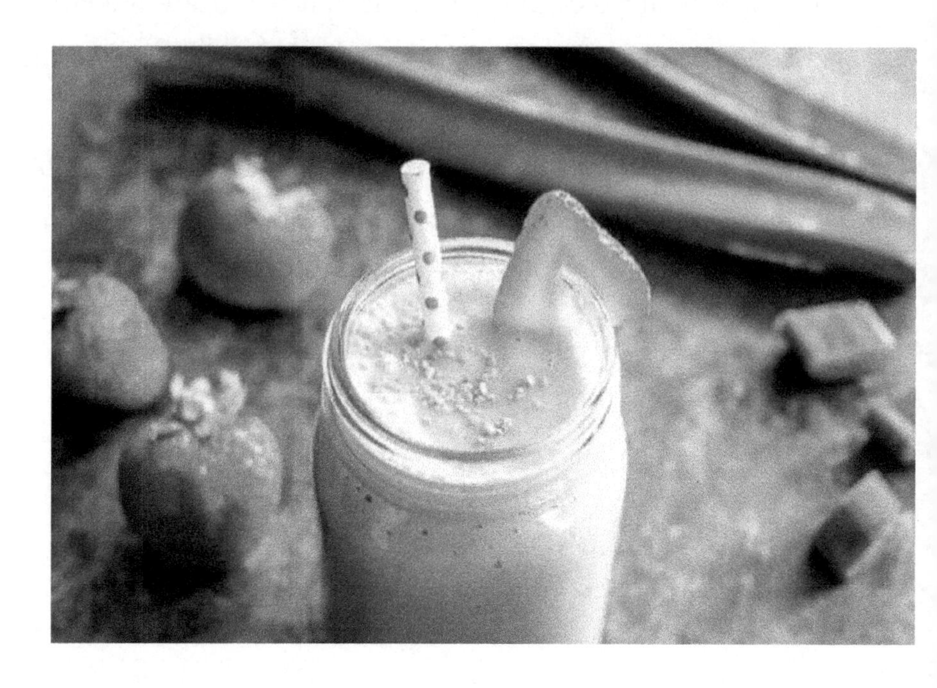

Porzioni: 1

Nutrizione: 295 calorie; grassi totali: 8g; grassi saturi: 5g; carboidrati: 56g; Fibra: 4g; Proteine: 6g

Mentre sfogliate i prodotti del vostro negozio di alimentari locale, potreste pensare che i fasci di rabarbaro assomiglino un po' al sedano rossastro piuttosto che a un ingrediente usato nelle torte e nei dolci. Il rabarbaro croccante viene cucinato, nella maggior parte dei casi, come un frutto, ma in realtà è un vegetale. È un'aggiunta salutare a un frullato per la colazione perché il rabarbaro è molto ricco di vitamina K, luteina e calcio.

Ingredienti:

- 1 gambo di rabarbaro, tritato
- 1 tazza di fragole fresche affettate
- ½ tazza di yogurt greco normale
- 2 cucchiai di miele
- Pizzico di cannella macinata
- 3 cubetti di ghiaccio

Indicazioni:

Mettere una piccola casseruola piena d'acqua a fuoco alto e portare a ebollizione. Aggiungere il rabarbaro e far bollire per 3 minuti. Scolare e trasferire il rabarbaro in un frullatore.

Aggiungete le fragole, lo yogurt, il miele e la cannella e passate al polso la miscela fino a che non sia liscia.

Aggiungere il ghiaccio e frullare fino a quando non rimane nessun grumo di ghiaccio. Versare il frullato in un bicchiere e gustarlo freddo.

Consiglio per gli ingredienti: le foglie di rabarbaro contengono un composto chiamato acido ossalico, che è tossico - usa solo i gambi della pianta nelle tue ricette.

Pranzo: Insalata mediterranea di pomodori con erbe fresche

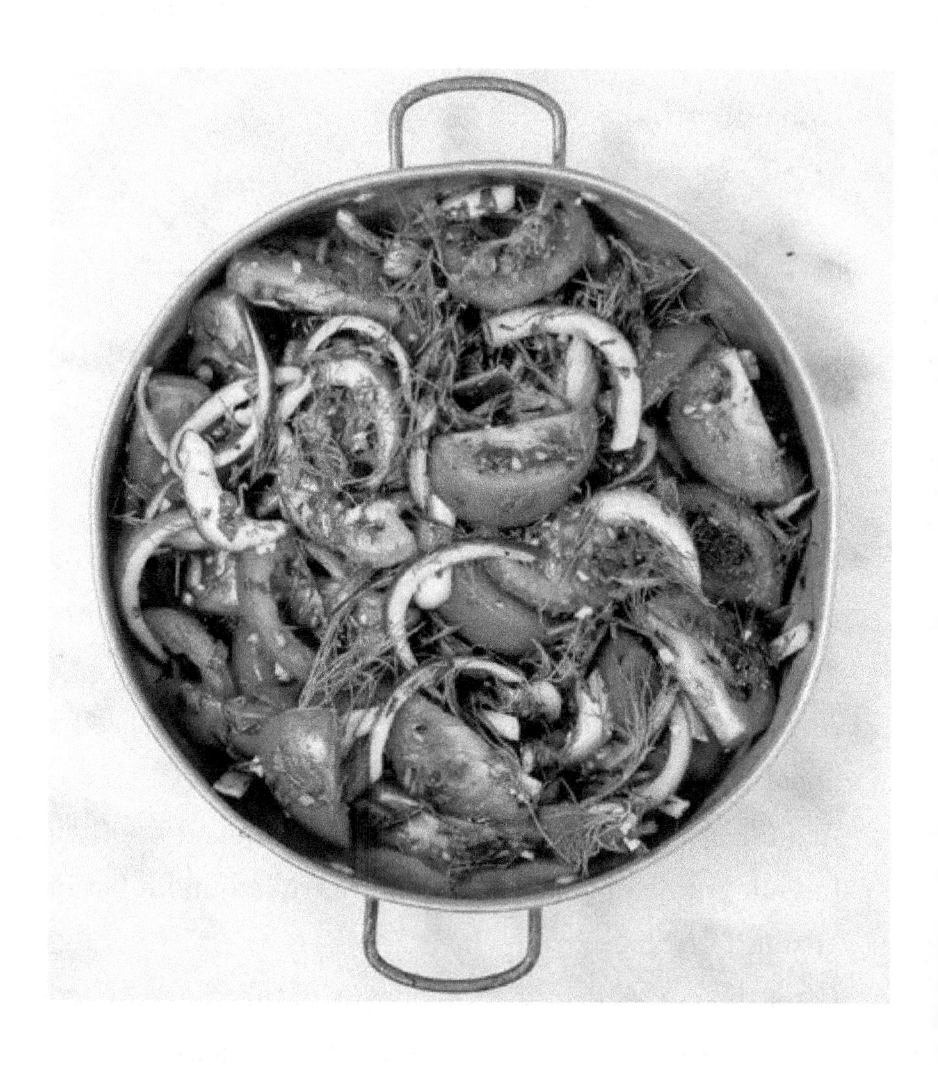

Porzioni: 3

Nutrizione: 125 calorie per porzione, 9,7 g di grassi, 8 g di carboidrati, 1,6 g di proteine

Ingredienti:

- sale e pepe nero
- 100 grammi di formaggio (Feta), sbriciolato
- 0.5 tazza di aneto fresco, tritato
- 4-6 foglie di menta fresca, tritate
- 0.5 cucchiaini di paprika
- 3 cucchiai di olio d'oliva
- 2 cucchiaini di aglio tritato
- 2 cucchiaini di succo di limone
- 2 cucchiaini di aceto di vino bianco
- 0.5 tazza di cipolla, tagliata finemente
- 5 pomodori, tagliati a dadini

Indicazioni:

Unite le cipolle, i pomodori, le erbe e l'aglio in una ciotola, poi condite con le vostre spezie (sale, pepe nero, paprika). Per creare il condimento, in una ciotola separata mescolate insieme l'olio d'oliva, l'aceto e il succo di limone. Assaggiate il sale. Aggiungere il formaggio feta.

Cena: Zuppa di lenticchie

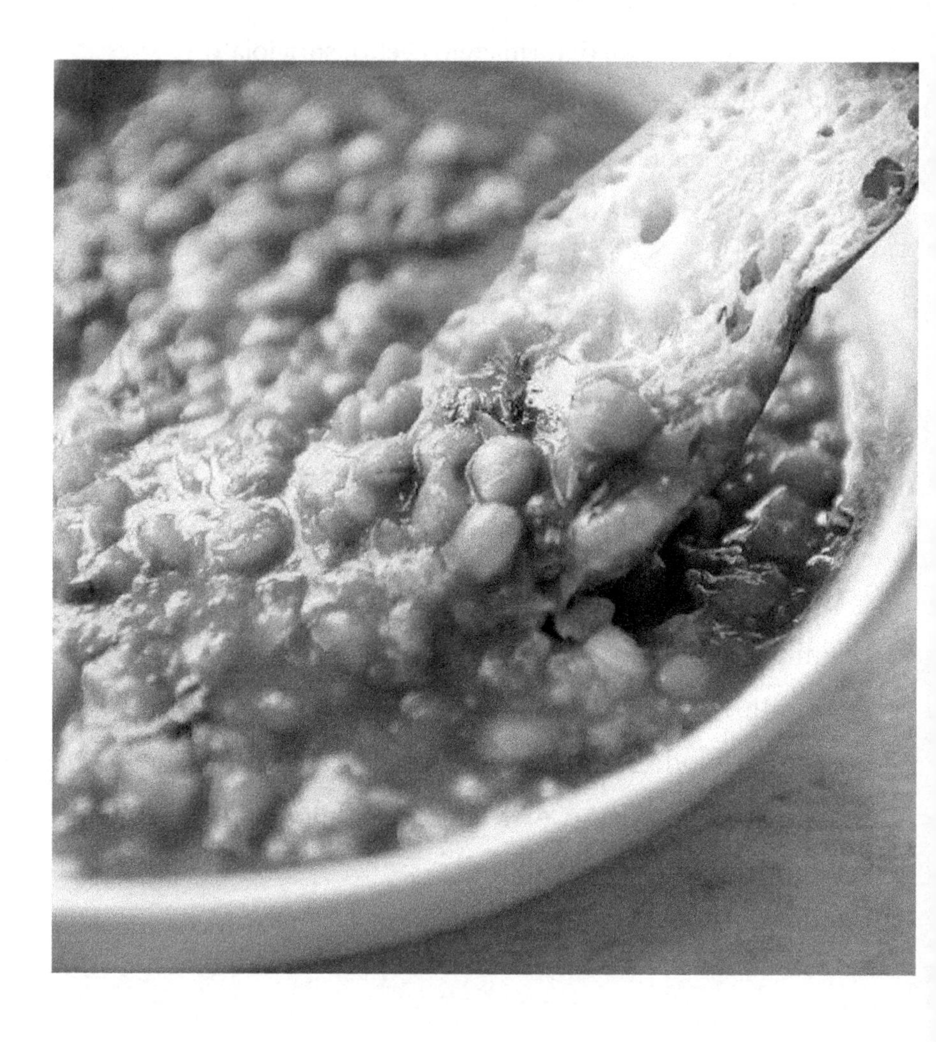

Porzioni: 3

Nutrizione: 347 calorie per porzione, 49 g di carboidrati, 18 g di proteine, 10 g di grassi

Ingredienti:

- .5 cipolla, tritata
- .5 tazza di carote, tritate
- 3 cucchiai di olio d'oliva
- 1 foglia di alloro
- 1 cucchiaio di aceto
- .5 tazza di sedano, tritato
- 2 cucchiaini di aglio tritato
- .5 cucchiaini di origano secco
- 1 tazza di lenticchie secche
- .5 cucchiaini di sale
- 2 pomodori, tritati
- 4 tazze di acqua
- .5 cucchiaini di basilico secco
- .5 tazza di spinaci, tritati
- .5 cucchiaini di pepe nero

Indicazioni:

Aggiungere l'olio d'oliva in una grande pentola e soffriggere il sedano, le cipolle e le carote fino a quando le verdure diventano morbide. Poi, aggiungere le erbe secche, la foglia di alloro e l'aglio tritato e mescolare fino a quando tutto è ben combinato con le erbe. Poi aggiungete le lenticchie, l'acqua e i pomodori. Per cuocere le lenticchie, alzate il fuoco e lasciate sobbollire il composto per 15-20 minuti. Mescolate gli spinaci e quando sono appassiti, potete spegnere il fuoco e aggiungere i vostri condimenti (aceto, sale e pepe nero).

Mercoledì

Colazione: Frullato di zucca e pan di zenzero

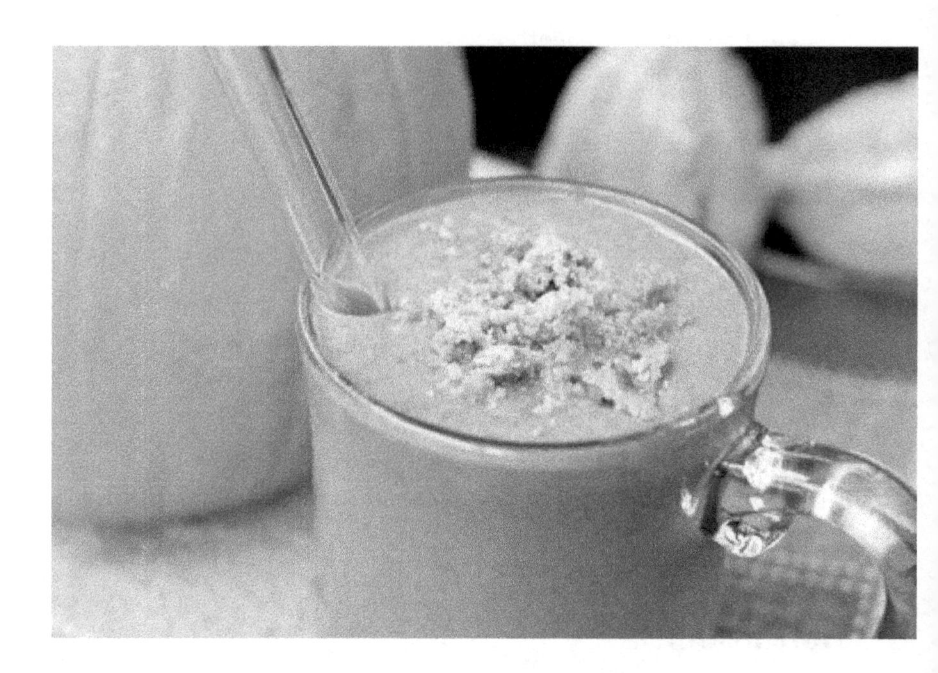

Porzioni: 1

Tempo di preparazione: 5 minuti, più 1 ora o una notte di ammollo

Nutrizione: 200 calorie; grassi totali: 5 g; grassi saturi: 1 g; carboidrati: 41 g; Fibra: 10 g; Proteine: 5 g

Mettete a bagno i semi di chia in frigorifero per una notte, e saranno pronti per il vostro frullato al mattino. I semi di chia sono incredibilmente assorbenti, risucchiando circa 10 volte il loro peso in liquidi. Se stai cercando di raggiungere obiettivi di perdita di peso, stabilizzare lo zucchero nel sangue, o semplicemente sostenere un sistema digestivo sano, includi regolarmente i semi di chia nella tua dieta.

Ingredienti:

- 1 tazza di latte di mandorla non zuccherato
- 2 cucchiaini di semi di chia
- 1 banana
- ½ tazza di zucca pura in scatola
- ¼ di cucchiaino di cannella macinata
- ¼ di cucchiaino di zenzero macinato
- Pizzico di noce moscata macinata

Indicazioni:

In una piccola ciotola, mescolare il latte di mandorla e i semi di chia. Mettere in ammollo i semi per almeno 1 ora. Trasferire i semi in un frullatore.

Aggiungere la banana, la zucca, la cannella, lo zenzero e la noce moscata.

Frullare fino ad ottenere un risultato omogeneo. Versare il frullato in un bicchiere e servire.

Pranzo: Pane all'aglio con gamberi e avocado

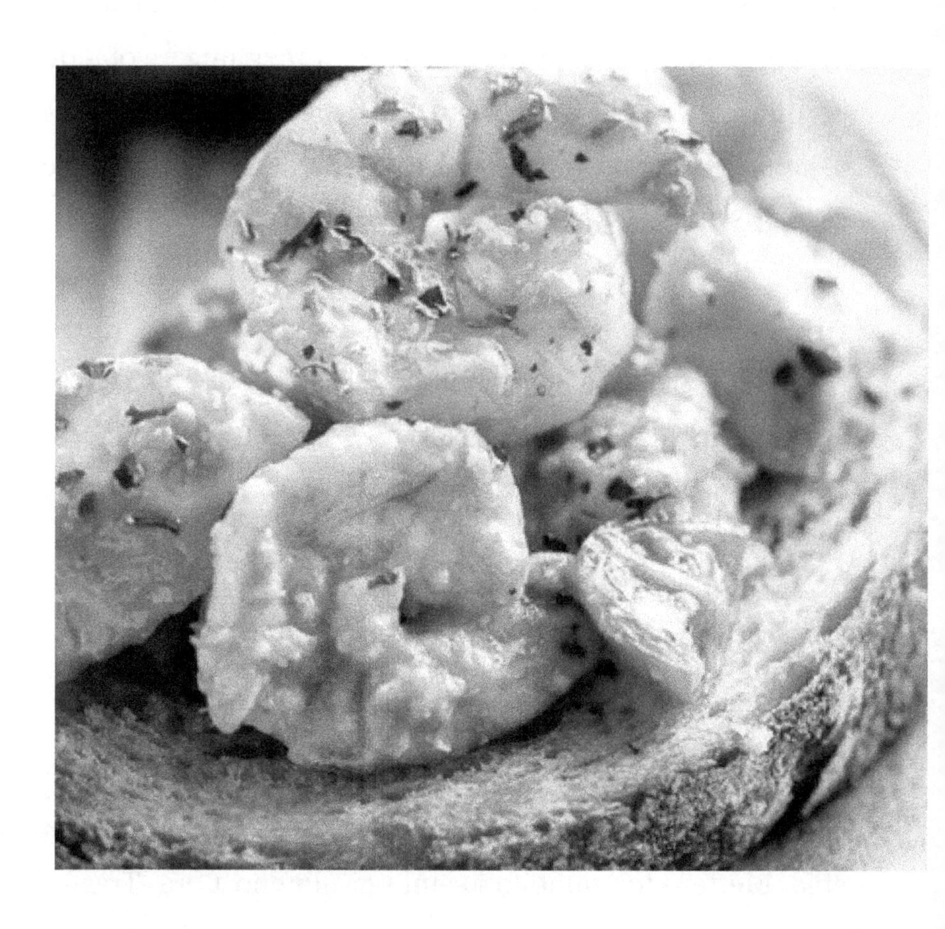

Porzioni: 3

Nutrizione: 222 calorie per porzione, 7,9 g di grassi, 24 g di carboidrati, 2 g di fibre, 13 g di proteine

Ingredienti:

- .5 pagnotta di pane a lievitazione naturale tagliata in 5 fette di circa 1" di spessore
- 1 cucchiaio di olio d'oliva da spruzzare o olio d'oliva spray

Gamberi all'aglio:

- 2 cucchiaini di succo di limone
- 0,5 libbre di gamberi sgusciati
- .5 cucchiaini di sale
- .5 cucchiaini di paprika
- 1 cucchiaino di aglio tritato
- .5 mazzo di prezzemolo fresco, tritato
- .5 cucchiaini di pepe nero
- 2 cucchiai di olio d'oliva
- Insalata di avocado:
- .5 avocado, sbucciato
- 1 pomodoro piccolo, a cubetti
- un pizzico di sale
- 1 cucchiaio di succo di limone

Indicazioni:

Su una teglia foderata, disponi il tuo pane e spennella un po' di olio d'oliva. Cuocere al forno fino a quando non è leggermente dorato. Poi preparate il resto dei vostri ingredienti. Per cucinare i gamberi all'aglio, mescola l'aglio, il succo di limone e i gamberi in una ciotola e aggiungi i tuoi condimenti (paprika, sale, pepe nero). Aggiungere dell'olio d'oliva in una padella e friggere i gamberi. Mettete da parte e guarnite con il prezzemolo. Per fare la tua insalata di avocado, mescola tutti i tuoi ingredienti e aggiungi i gamberi. Aggiungete i gamberi e l'avocado al pane che avete tostato.

Cena: Risotto ai funghi

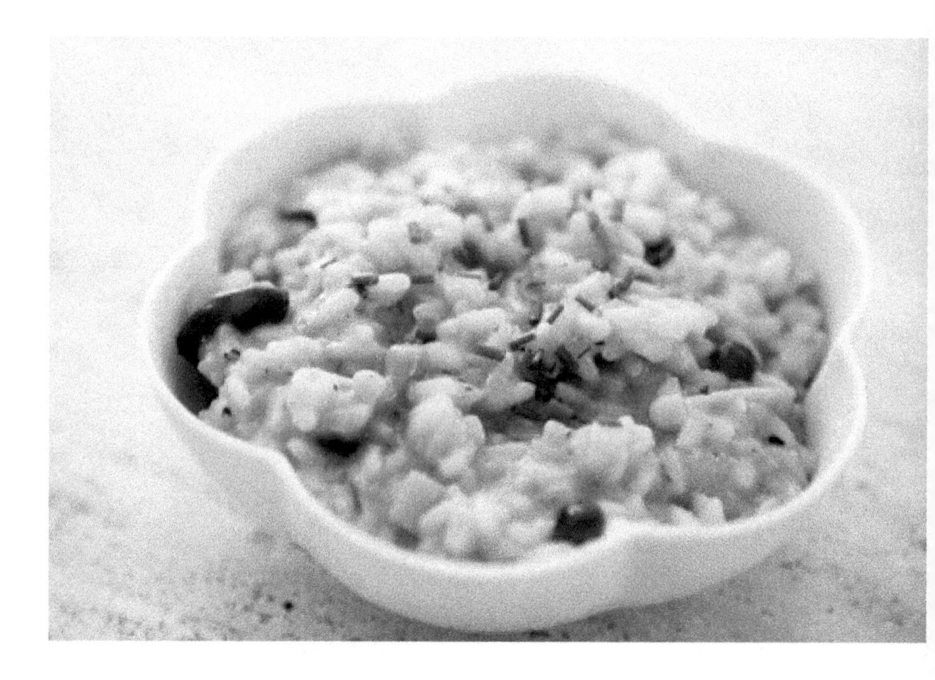

Porzioni: 3

Nutrizione: 405 calorie per porzione, 12 g di grassi, 61 g di carboidrati, 20 g di proteine

Ingredienti:

- 0,5 libbre di farro, sciacquato
- 2 cucchiai di olio d'oliva
- .5 tazza di piselli congelati
- sale e pepe nero a piacere
- .25 tazza di basilico fresco, tritato
- 2 once di parmigiano, grattugiato

- 3-4 tazze di acqua calda
- 10-12 funghi freschi, affettati
- 4 spicchi d'aglio, tritati

Indicazioni:

In un forno olandese o in una grande pentola, scaldare l'olio d'oliva e soffriggere l'aglio tritato e i funghi affettati. Condire con un po' di sale fino a quando l'aglio diventa marrone chiaro e fragrante. Aggiungere il farro nella pentola e cuocere in acqua bollente. Lasciate che il composto bolla, poi fate sobbollire, in modo che cuocia secondo le istruzioni di tempo della sua confezione. Aggiungere i piselli e cuocere fino a quando il farro è tenero. Se non è cotto del tutto, si può aggiungere altra acqua. Una volta che l'acqua è evaporata e il farro è cotto, aggiungere il basilico e il parmigiano e condire con sale e pepe nero.

Giovedì

Colazione: Porridge d'orzo

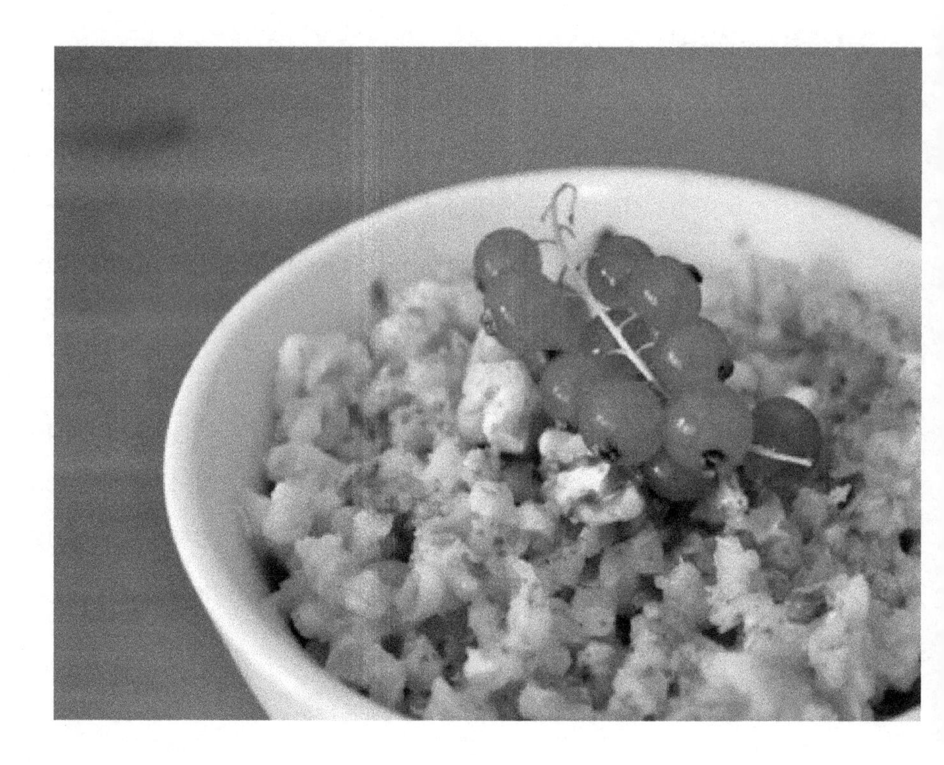

Porzioni: 4

Nutrizione: 354 calorie; grassi totali: 8 g; grassi saturi: 1 g; carboidrati: 63 g; Fibra: 10 g; Proteine: 11 g

Il porridge è di solito composto da avena, ma l'orzo dal sapore di nocciola e leggermente gommoso è una variazione stellare. Usa l'orzo decorticato per questa ricetta, che può essere trovato nella sezione bulk della maggior parte dei negozi di alimentari se vuoi risparmiare un po' di soldi. L'orzo può aiutare a combattere il cancro al seno e le malattie cardiache, così come il diabete di tipo 2, perché è molto ricco di fibre, manganese, selenio e vitamina B1.

Ingredienti:

- 1 tazza di orzo
- 1 tazza di bacche di grano
- 2 tazze di latte di mandorla non zuccherato, più altro per servire
- 2 tazze di acqua
- ½ tazza di mirtilli
- ½ tazza di semi di melograno
- ½ tazza di nocciole, tostate e tritate
- ¼ di tazza di miele

Indicazioni:

In una casseruola media a fuoco medio-alto, mettere l'orzo, le bacche di grano, il latte di mandorla e l'acqua. Portare a ebollizione, ridurre il fuoco al minimo e cuocere a fuoco lento per circa 25 minuti, mescolando spesso fino a quando i chicchi sono molto teneri.

Coprire ogni porzione con latte di mandorla, 2 cucchiai di mirtilli, 2 cucchiai di semi di melograno, 2 cucchiai di nocciole e 1 cucchiaio di miele.

Pranzo: Quinoa Veggie Wrap

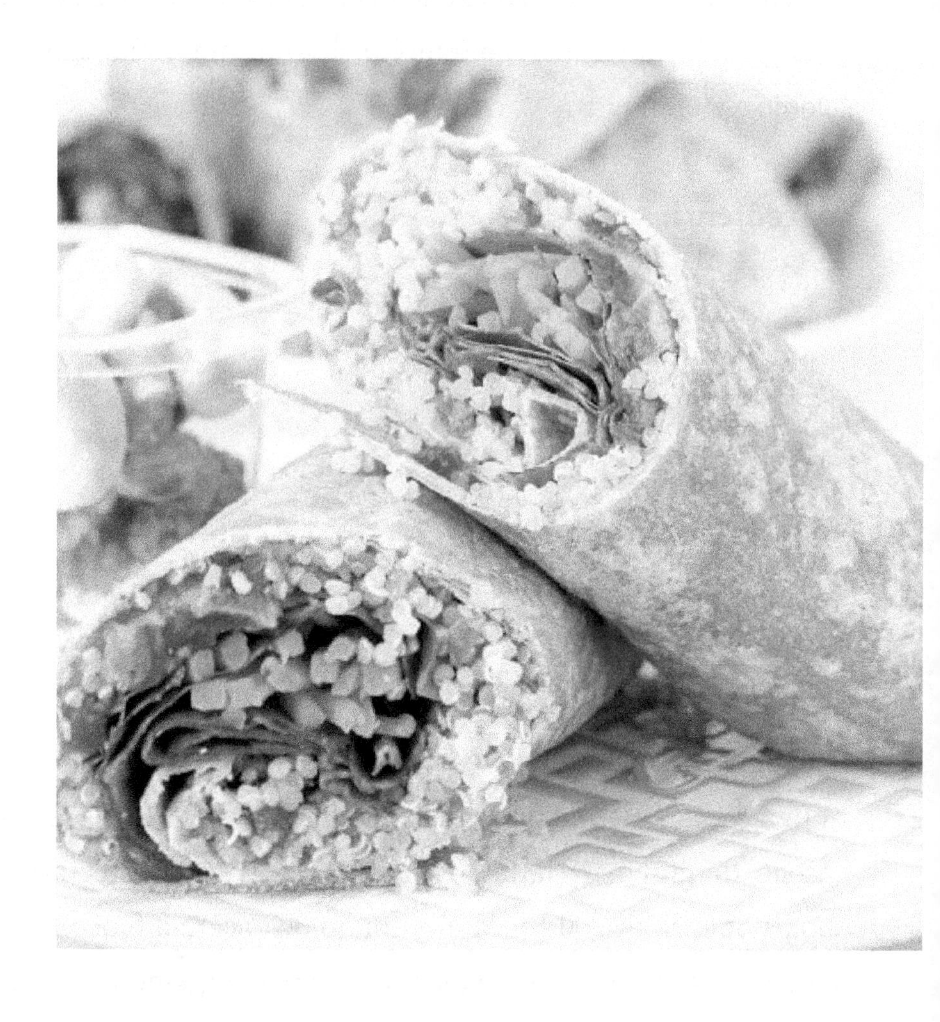

Porzioni: 3

Nutrizione: 328 calorie per porzione, 9 g di grassi, 49 g di carboidrati, 13 g di proteine

Ingredienti:

- 2 tortillas di grano intero
- .25 tazza di hummus
- 1 cucchiaio di pomodori secchi
- 1 tazza di spinaci freschi
- .5 tazza di quinoa, non cotta
- .25 tazza di carote, tritate

Indicazioni:

Per prima cosa, cuocete la vostra quinoa ma cuocendola in 1,5 tazze di acqua o brodo. Lasciatela bollire e poi fate sobbollire fino a quando è cotta e poi spegnete il fuoco. Nel pane a 2 tortiglie, dividete i vostri spinaci, l'hummus, le carote, i pomodori e la quinoa. Avvolgere come un burrito. Potete friggere in padella per aggiungere un po' di colore o grigliare su una pressa per panini se preferite.

Cena: Zoodles con avocado e salsa di mango

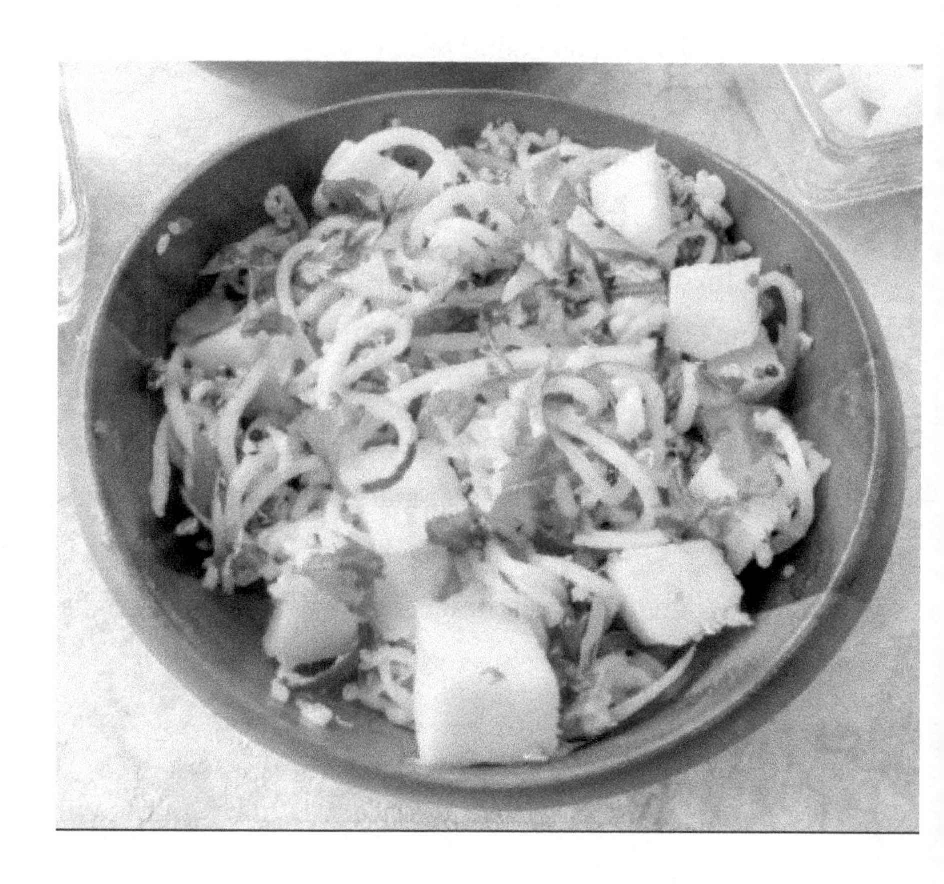

Porzioni: 3

Nutrizione: 472 calorie per porzione, 26 g di grassi, 10 g di proteine, 61 g di carboidrati

Ingredienti:

- 1 mango, sbucciato e tritato o 1 tazza di cubetti di mango congelati
- 1 1" pezzo di zenzero
- .25 tazza di latte di cocco intero
- sale, pepe nero e fiocchi di peperoncino a piacere
- 2 zucchine tagliate a spirale (o preconfezionate)
- 2 cucchiai di salsa tamari
- 1 avocado, sbucciato e snocciolato
- 6-8 foglie di menta

Indicazioni:

In un frullatore, frullare le foglie di menta, lo zenzero, il latte di cocco, la salsa tamari, il mango, l'avocado e i fiocchi di peperoncino. Frullare fino ad ottenere un composto liscio e cremoso e condire con sale e pepe nero. Unire la salsa e i noodles di zucchine e mescolare fino a quando tutto è ben combinato.

Venerdì

Colazione: Bircher Muesli

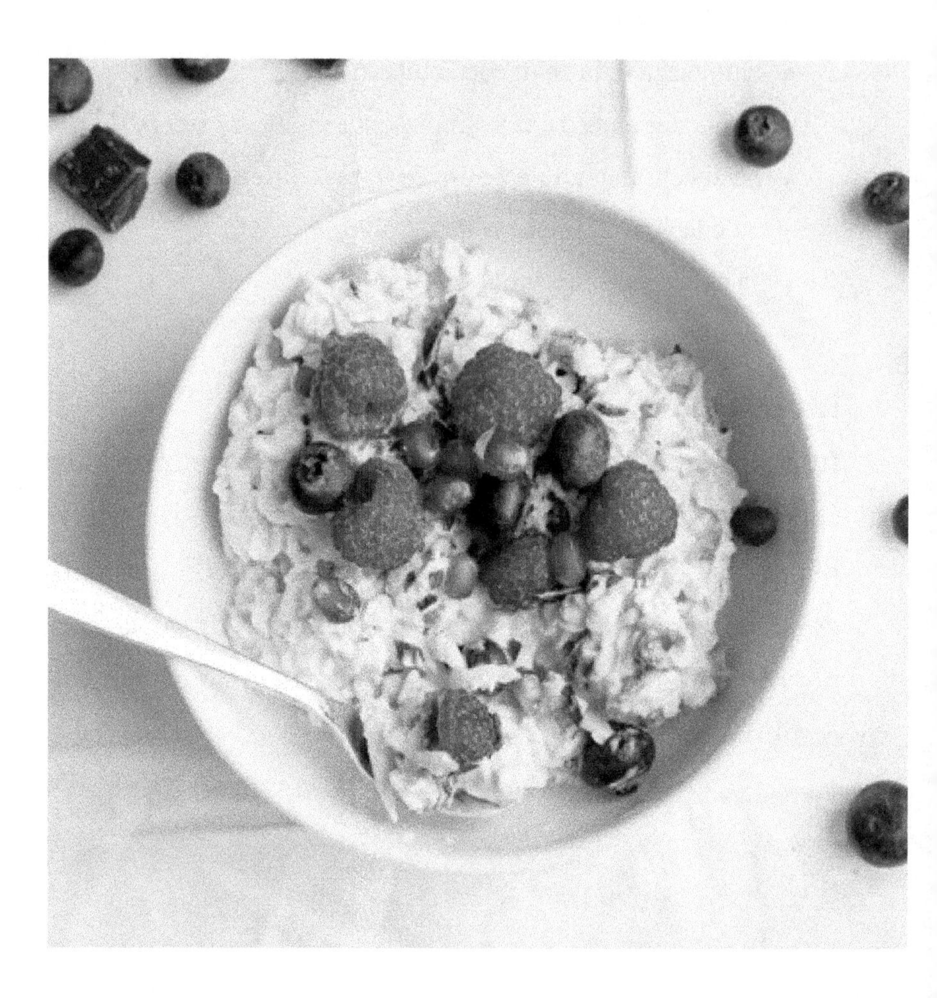

Porzioni: 4

Nutrizione: 397 calorie; grassi totali: 18 g; grassi saturi: 8 g; carboidrati: 55 g; Fibra: 10 g; Proteine: 9 g

Il muesli di Bircher ha fatto la sua prima apparizione intorno al 1900 come piatto da colazione nella clinica svizzera del Dr. Bircher, che promuoveva un'alimentazione sana e olistica. L'ammollo degli ingredienti è fondamentale per creare una consistenza morbida e combinare i vari sapori. Prova ad aggiungere un po' di mela grattugiata, invece della banana, se vuoi un muesli più tradizionale.

Ingredienti:

- 1½ tazze di avena arrotolata
- ½ tazza di cocco frantumato non zuccherato
- 2 tazze di latte di mandorla non zuccherato
- 2 banane, schiacciate
- ½ tazza di mandorle tritate
- ½ tazza di uva passa
- ½ cucchiaino di cannella macinata

Indicazioni:

In un grande contenitore a chiusura ermetica, mescolare insieme l'avena, il cocco e il latte di mandorla fino a quando non sono ben combinati. Mettete in frigo il composto in ammollo per una notte.

Al mattino, mescolate la banana, le mandorle, l'uvetta e la cannella per servire.

Consiglio di sostituzione: se non volete una colazione vegetariana, usate il latte al 2% invece del latte di noci.

Pranzo: Ciotola verde con pollo ed erbe

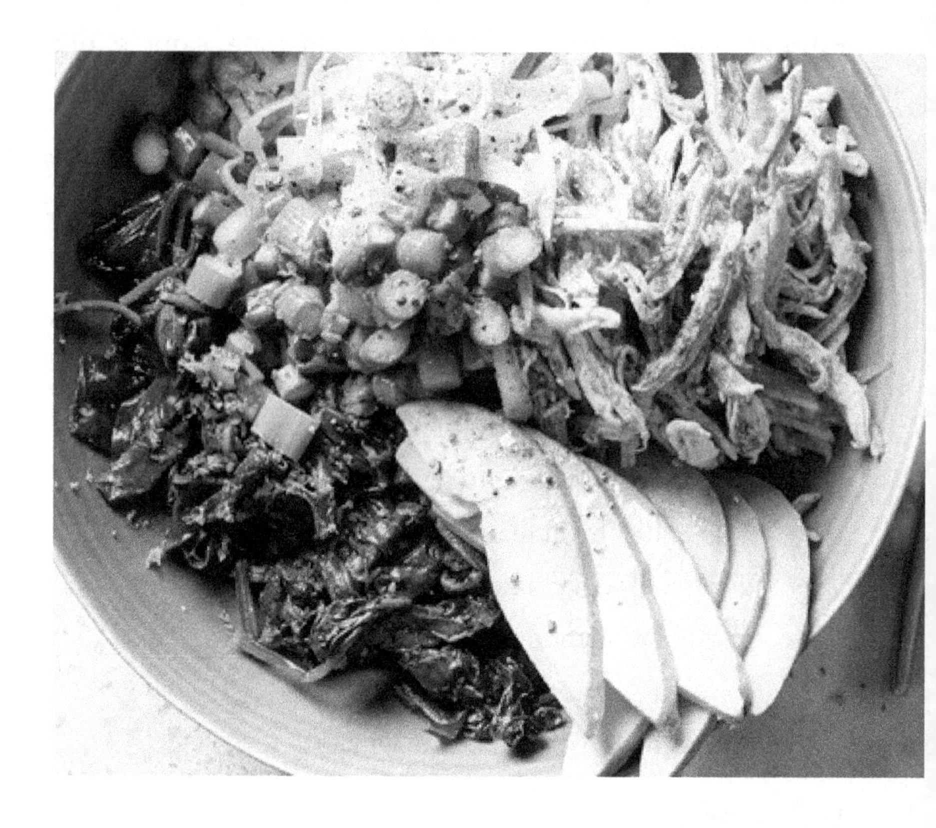

Porzioni: 1

Nutrizione: 442 calorie per porzione, 19 g di grassi, 31 g di proteine, 44 g di carboidrati

Ingredienti:

- 1 tazza di cimette di broccoli
- 2 tazze di spinaci freschi
- pizzico di sale e pepe nero

- .5 tazza di cipolla, tritata finemente
- 1 tazza di asparagi, tritati
- succo e scorza di 1 limone
- 3 cucchiai di olio d'oliva
- .25 avocado, snocciolato e tagliato a cubetti
- 3-4 once di pollo cotto avanzato, tagliuzzato
- .25 tazza di erbe fresche, tritate

Indicazioni:

Aggiungete un po' di olio d'oliva in una padella per soffriggere le cipolle e salatele leggermente. Cuocete fino a quando sono traslucide, poi aggiungete le altre verdure - i broccoli e gli asparagi e cuocete fino a quando gli spinaci sono appassiti. Condire con il succo e la scorza di limone e poi cuocere il pollo. Togliere dal fuoco e guarnire con l'avocado e le erbe fresche. Aggiungere l'ultimo cucchiaio di olio d'oliva come condimento.

Cena: Cozze al vapore

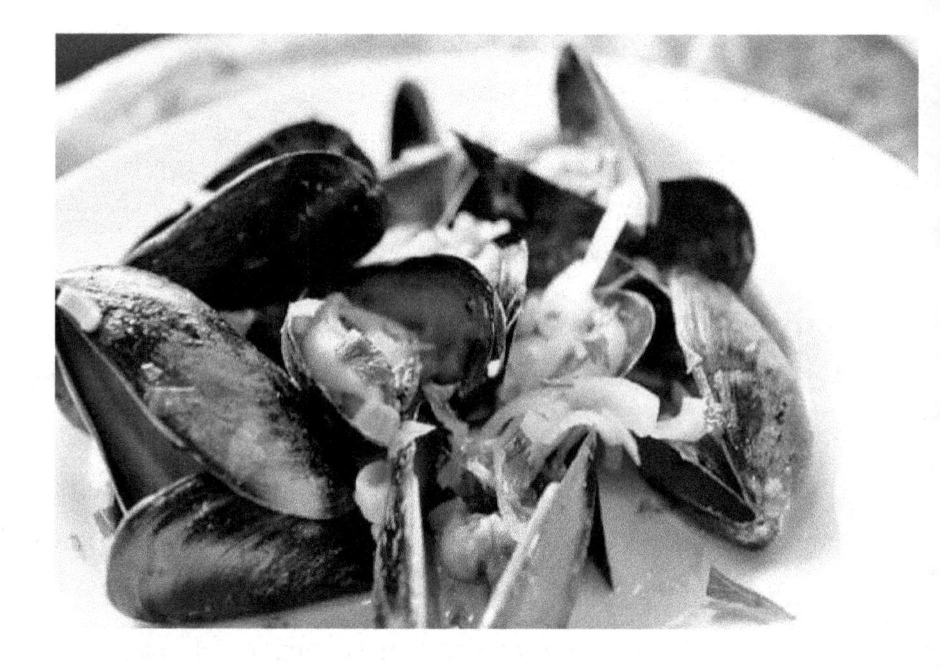

Porzioni: 3

Nutrizione: 419 calorie per porzione, 24 g di proteine, 27 g di carboidrati, 14 g di grassi

Ingredienti:

- 3 cucchiai di olio d'oliva
- 1 jalapeno o peperoncino, tritato
- 4 pomodori freschi, tritati
- 8-10 foglie di basilico, tritate
- 3-4 tazze di brodo vegetale a basso contenuto di sodio
- 1 tazza di cipolla tritata

- 3 cucchiaini di aglio tritato
- .5 tazza di panna leggera o pesante
- 3 libbre di cozze fresche
- 1 cucchiaio di amido di mais
- 2 tazze di vino bianco
- sale e pepe nero a piacere

Indicazioni:

Aggiungere l'olio d'oliva e soffriggere leggermente l'aglio e le cipolle in una padella, fino a doratura. Poi aggiungete il pepe, i pomodori, il basilico, il vino bianco e il brodo vegetale. Preparare il pasticcio di amido di mais aggiungendo l'amido di mais in alcuni cucchiai di panna e mescolando bene per ottenere una miscela torbida e grigia. Poi aggiungere la miscela di amido di mais e la panna nella pentola. Mantenere a ebollizione e lasciare cuocere e addensare prima di aggiungere le cozze. Mescolate fino a che tutto sia ben combinato e lasciate cuocere per 8-10 minuti fino a che i gusci si siano aperti.

Sabato

Colazione: Frittelle di zucchine (Ejjeh)

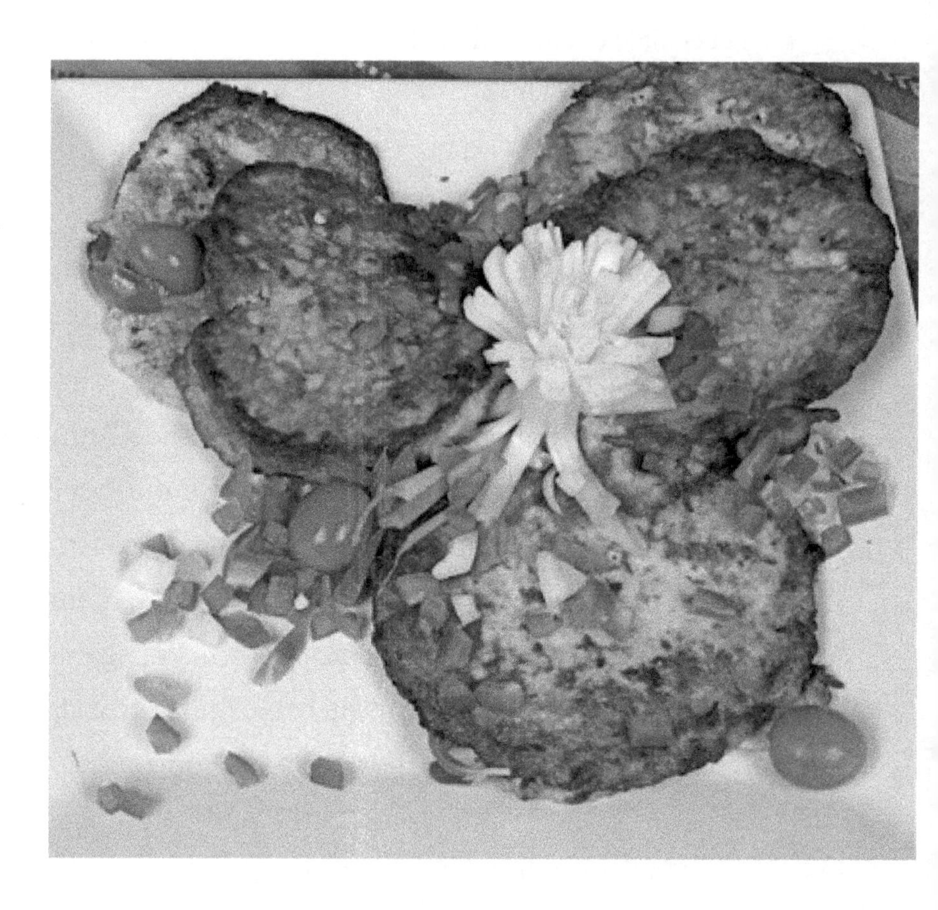

Porzioni: 6

Nutrizione: 103 calorie; grassi totali: 8 g; grassi saturi: 2 g; carboidrati: 5 g; Fibra: 1 g; Proteine: 5 g

Ingredienti:

- 2 zucchine, pelate e grattugiate
- 1 cipolla dolce, tagliata finemente
- 1 tazza di prezzemolo fresco tritato
- 2 spicchi d'aglio, tritati
- ½ cucchiaino di sale marino
- ½ cucchiaino di pepe nero appena macinato
- ½ cucchiaino di pimento macinato
- 4 uova grandi
- 2 cucchiai di olio extravergine d'oliva

Indicazioni:

Foderare un piatto con carta assorbente e mettere da parte.

In una grande ciotola, mescolare le zucchine, la cipolla, il prezzemolo, l'aglio, il sale marino, il pepe e il pimento.

In una ciotola media, sbattere le uova e poi versarle sul composto di zucchine. Mescolare per amalgamare.

In una grande padella a fuoco medio, scaldare l'olio d'oliva. Versare nella padella porzioni da ¼ di tazza del composto di uova e zucchine. Cuocere fino a quando il fondo è impostato, per circa 3 minuti. Girare e cuocere per altri 3 minuti. Trasferire le frittelle cotte sul piatto foderato di carta assorbente. Ripetere con il restante composto di uova e zucchine.

Servito con pane pita, se desiderato.

Pranzo: Zuppa di pollo

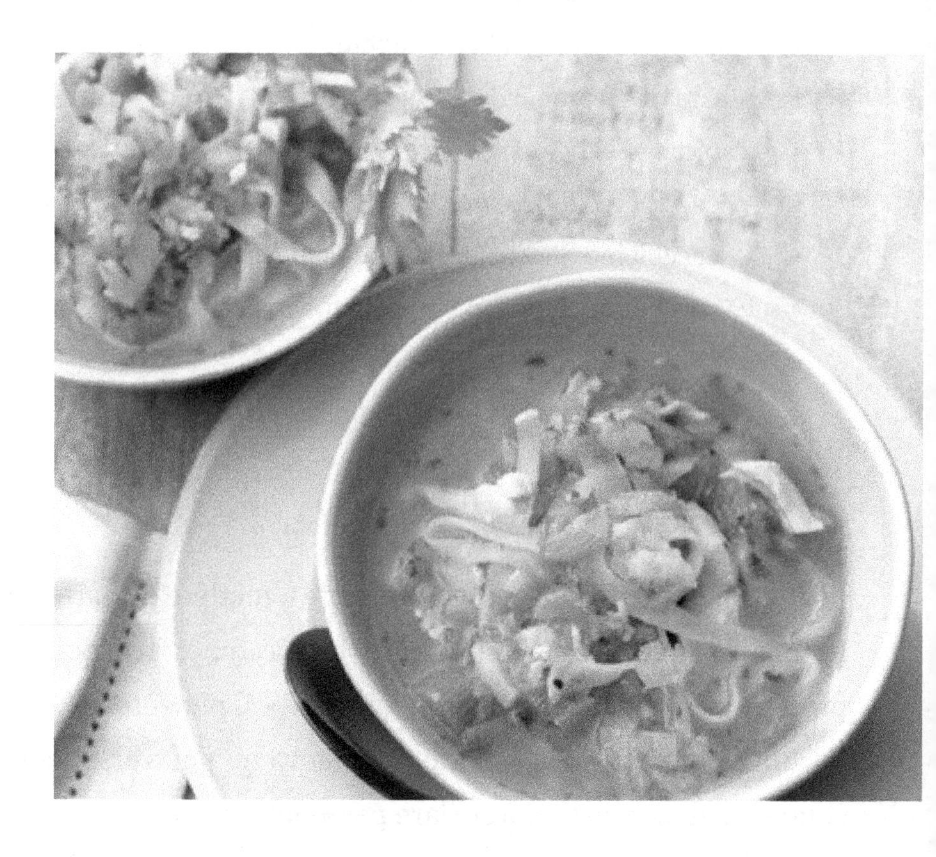

Porzioni: 3

Nutrizione: 162 calorie per porzione, 7 g di grassi, 13 g di proteine, 11,8 g di carboidrati

Ingredienti:

- 1 lattina di brodo vegetale ~15 once
- 3 lattine di brodo di pollo ~15 once
- 100 grammi di petto di pollo cotto tagliuzzato

- .5 cipolla, tritata
- .5 tazza di sedano, tritato
- 1,5 tazza di pasta integrale
- .75 tazza di carote, tritate
- 1 cucchiaio di olio d'oliva
- 1 cucchiaino di origano secco
- 1 cucchiaino di basilico secco
- .5 cucchiaini di pepe nero

Indicazioni:

In una grande pentola, aggiungete l'olio d'oliva e aggiungete le verdure: sedano, carote, cipolla e soffriggetele finché non diventano tenere. Aggiungete i vostri brodi di pollo e di verdure, e il pollo cotto, insieme alle tagliatelle e alle spezie. Per cuocere la zuppa, lasciatela bollire per un po' e poi fate sobbollire a fuoco lento.

Cena: Un pollo mediterraneo della stufa con i pomodori

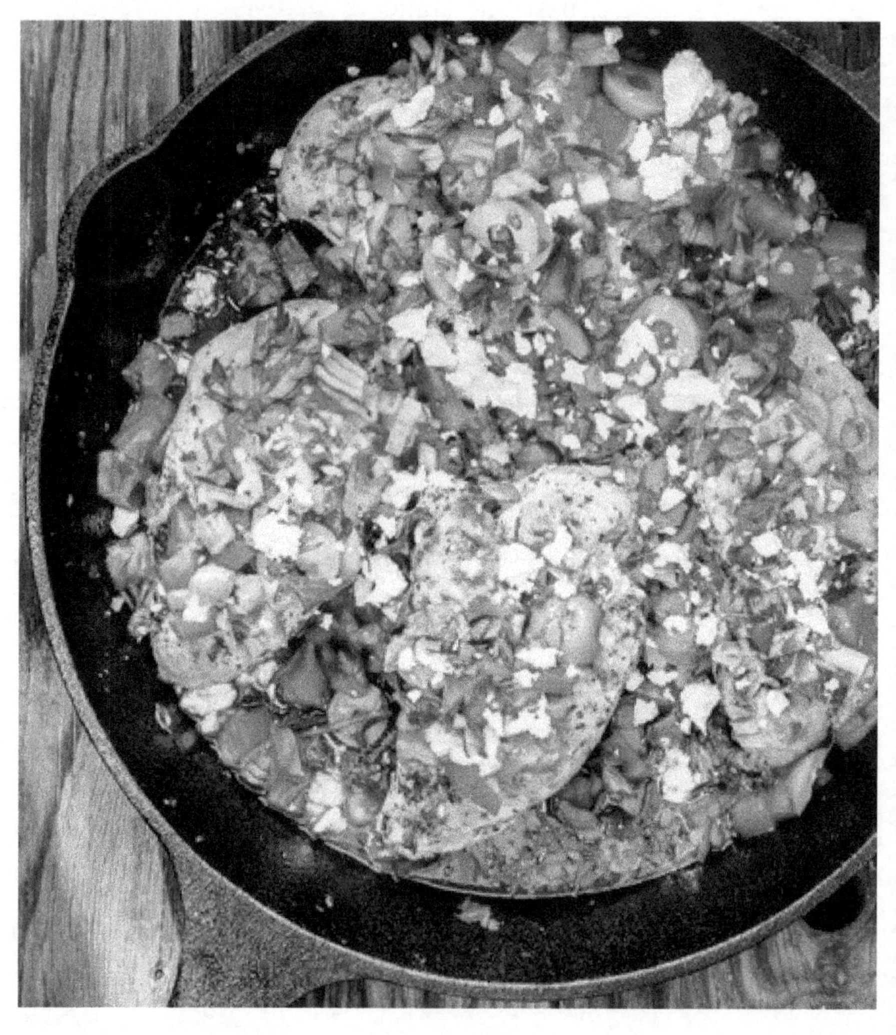

Porzioni: 3

Nutrizione: 137 calorie per porzione, 7 g di grassi, 11,8 g di carboidrati, 9,7 g di proteine

Ingredienti:

- .5 tazza di vino bianco secco
- 2 cucchiaini di aglio tritato
- 1 cucchiaio di succo di limone
- 4 petti di pollo senza pelle e disossati
- 1 tazza di cipolla tritata
- 2 pomodori, tagliati a dadini
- 1 cucchiaio di origano secco
- .5 tazza di brodo di pollo a basso contenuto di sodio
- .25 tazza di olive, affettate
- .5 cucchiaini di sale
- .25 tazza di prezzemolo fresco, tritato
- 3 cucchiai di olio d'oliva
- .5 cucchiaini di pepe nero

Indicazioni:

Assicuratevi che i vostri petti di pollo siano asciutti e praticate delle fessure per assicurarvi che siano ben conditi. Aggiungete un po' di aglio tritato nei tagli e poi condite i petti con metà dell'origano secco, un po' di olio d'oliva, sale e pepe nero. Aggiungere il resto dell'olio d'oliva in una padella. Cuocere il pollo fino a quando entrambi i lati sono rosolati. Aggiungete il vino bianco e lasciatelo ridurre a metà prima di aggiungere il brodo di pollo e il succo di limone. Aggiungere il resto dell'origano e mescolare per infondere la spezia. Coprite la padella e lasciate cuocere il pollo, girando una o due volte per assicurarsi che entrambi i lati siano cotti in modo uniforme. Scoprire e aggiungere le verdure e cuocere fino a quando sono tenere. Servire con prezzemolo fresco come guarnizione.

Domenica

Colazione: Pancake alle mandorle speziati

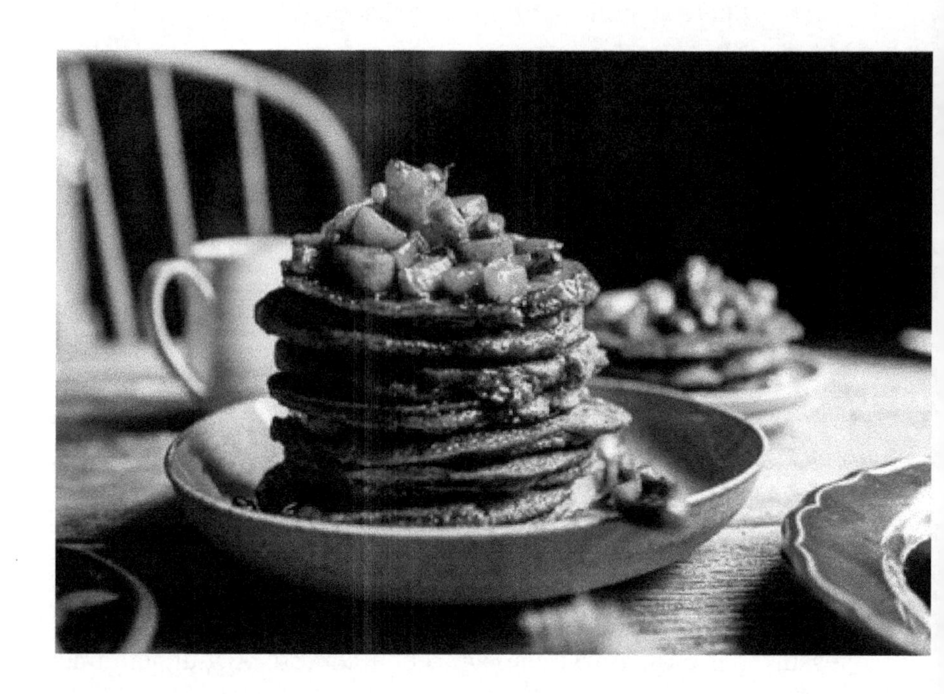

Porzioni: 6

Tempo di preparazione: 10 minuti

Tempo di cottura: 20 minuti

Nutrizione: 286 calorie; grassi totali: 17 g; grassi saturi: 12 g; carboidrati: 27 g; Fibra: 1 g; Proteine: 6 g

L'olio di cocco fornisce un delicato contrappunto di gusto alla farina di mandorle ed è un'aggiunta amica del cuore alla vostra routine della colazione. L'olio di cocco è un grasso saturo ma è prevalentemente un trigliceride a catena media, a differenza dei grassi animali, che sono a catena lunga. Quindi, puoi mangiare olio di cocco senza preoccuparti che venga immagazzinato come grasso nel tuo corpo.

Ingredienti:

- 2 tazze di latte di mandorla non zuccherato, a temperatura ambiente
- ½ tazza di olio di cocco fuso, più altro per ungere la padella
- 2 uova grandi, a temperatura ambiente
- 2 cucchiaini di miele
- 1½ tazze di farina integrale
- ½ tazza di farina di mandorle
- 1½ cucchiaino di lievito in polvere
- ½ cucchiaino di bicarbonato di sodio
- ¼ di cucchiaino di sale marino
- ¼ di cucchiaino di cannella macinata

Indicazioni:

In una grande ciotola, sbattere il latte di mandorla, l'olio di cocco, le uova e il miele fino ad amalgamarli.

In una ciotola media, setacciare insieme la farina integrale, la farina di mandorle, il lievito in polvere, il bicarbonato di sodio, il sale marino e la cannella fino a quando sono ben mescolati.

Aggiungete la miscela di farina alla miscela di latte e sbattete fino a che non sia appena combinata.
Ungere una grande padella con olio di cocco e metterla a fuoco medio-alto.
Aggiungere la pastella dei pancake in misure da ½ tazza, circa 3 per una grande padella. Cuocere per circa 3 minuti fino a quando i bordi sono sodi, il fondo è dorato, e le bolle sulla superficie si rompono. Girate e cuocete ancora per circa 2 minuti fino a quando l'altro lato è dorato e le frittelle sono cotte.
Trasferire su un piatto e pulire la padella con un tovagliolo di carta pulito.
Sgrassare la padella e ripetere fino a quando la pastella rimanente viene utilizzata.
Servire le frittelle calde con frutta fresca, se si desidera.

Suggerimento: le frittelle possono essere preparate in anticipo. Dopo che si sono raffreddati, tenere in frigo per un trattamento freddo condito con un cucchiaio di miele. Potete anche riscaldare rapidamente le frittelle cotte in un tostapane se le preferite calde.

Pranzo: Insalata di fagioli neri e couscous

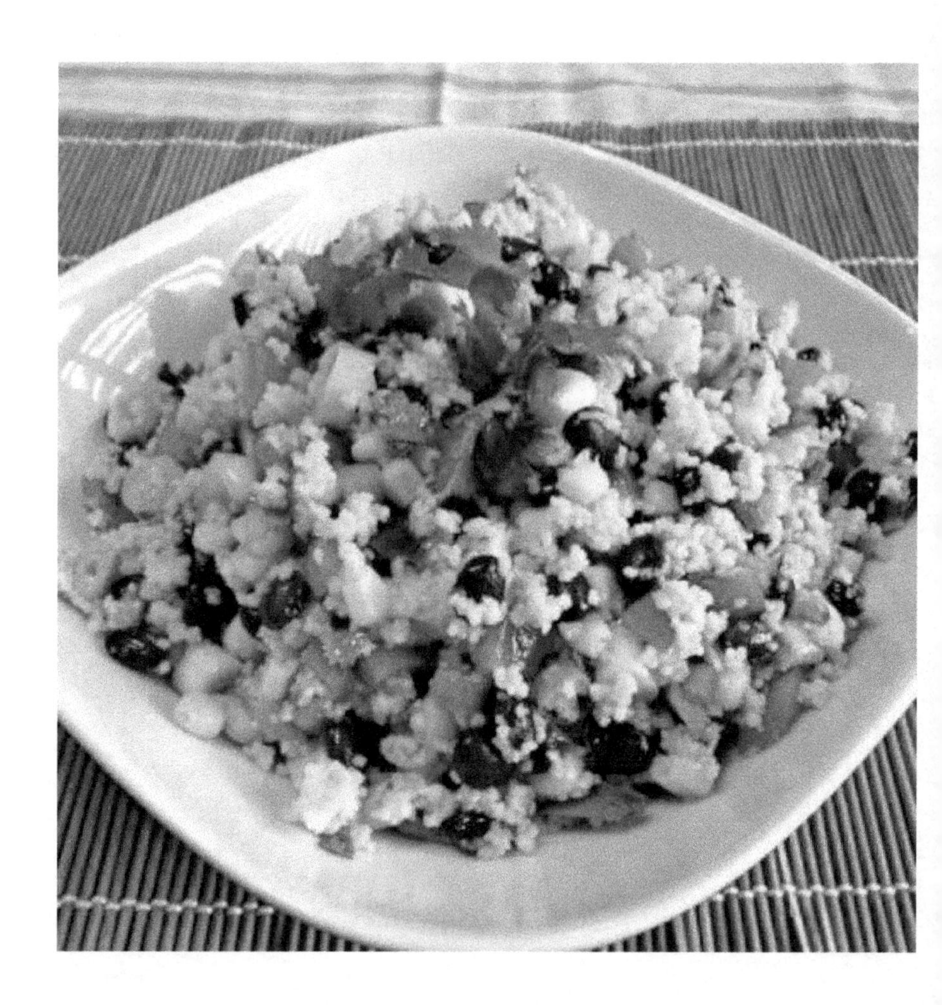

Porzioni: 3

Nutrizione: 255 calorie per porzione, 7,3 g di grassi, 42 g di carboidrati, 10 g di proteine

Ingredienti:

- .25 tazza di brodo di pollo
- .25 tazza di couscous
- 1 cucchiaino di succo di limone
- .5 cucchiaini di aceto di vino rosso
- 1 cucchiaio di olio d'oliva
- .25 tazza di chicchi di mais
- .5 peperone, tagliato a dadini
- 2 cipolle verdi, tritate
- Una manciata di prezzemolo fresco, tritato grossolanamente
- 1 lattina di fagioli neri ~15 once

Indicazioni:

Far bollire il brodo di pollo in una padella. Cuocere il couscous nel brodo secondo le istruzioni, poi toglierlo in un piatto separato una volta fatto. Mescolate insieme l'aceto, l'olio d'oliva e il succo di limone. Aggiungere il prezzemolo, il mais, i fagioli, le cipolle verdi e il peperone. Spezzettare il couscous e mescolarlo con le verdure.

Cena: Una padella di pollo mediterraneo Orzo

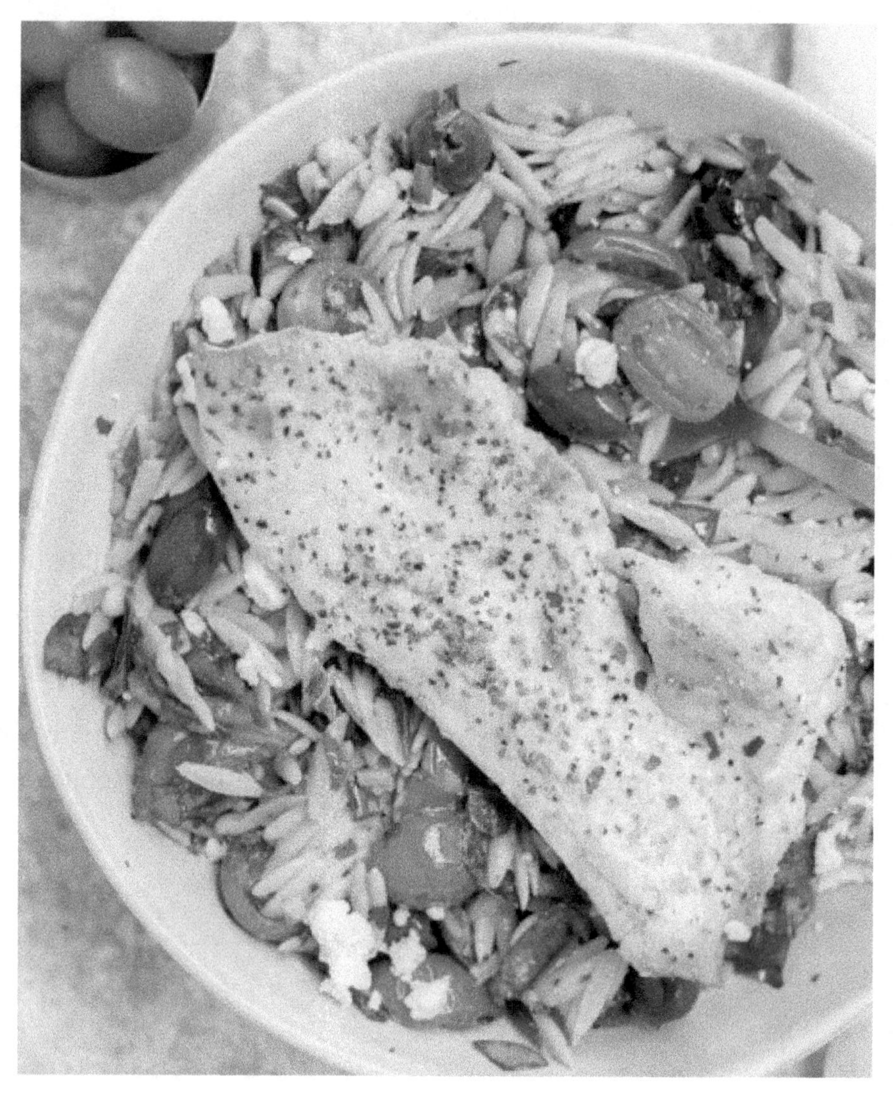

Porzioni: 3

Nutrizione: 482 calorie per porzione, 23 g di grassi, 33 g di carboidrati, 33 g di proteine, 2 g di fibre

Ingredienti:

- .5 cucchiaini di sale, pepe nero
- 1 cucchiaio di erbe fresche di vostra scelta, tritate
- 1 tazza di orzo integrale
- Petti di pollo da 1 libbra
- 4 once di spinaci freschi
- 10-12 pomodori ciliegia, dimezzati
- .5 tazza di olive, affettate
- .25 tazza di vino bianco
- 3 cucchiai di olio d'oliva
- 1 cucchiaino di aglio tritato
- .5 cucchiaini di fiocchi di peperoncino
- .5 cucchiaini di erbe secche di vostra scelta

Indicazioni:

Condire il pollo con sale e pepe. Friggere in padella il pollo in metà dell'olio d'oliva fino a quando è cotto e marrone chiaro su entrambi i lati. Una volta cotto, mettetelo da parte. In un'altra piccola pentola, mettete dell'acqua a bollire e cuocete gli orzo integrali seguendo le istruzioni della confezione.

Nella padella del pollo, aggiungere il resto dell'olio d'oliva e aggiungere l'aglio tritato, i pomodorini e il vino bianco. Cuocere fino a quando il vino comincia a ridursi.

Quando i pomodori diventano morbidi, aggiungere gli orzo cotti, gli spinaci, le spezie e le olive, e le erbe fresche come guarnizione. Togliere dal fuoco e servire con il pollo cotto.

Piano alimentare di 28 giorni (Settimana 4)

Lunedì

Colazione: frullato di pera e mango

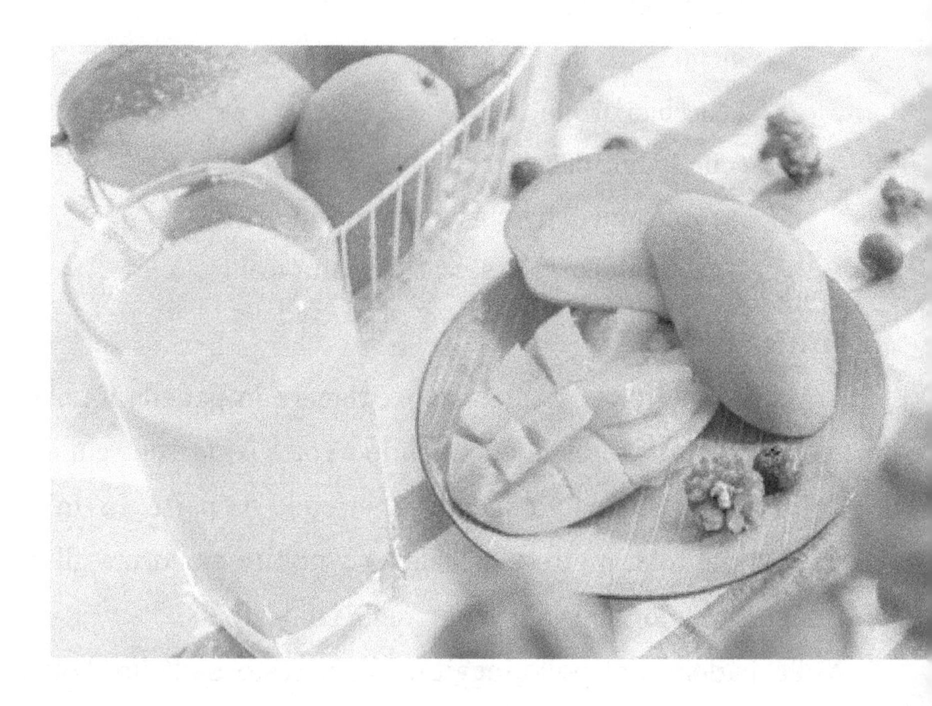

Porzione: 1

Nutrizione: 293 calorie; Grasso: 8 g; Carboidrati: 53 g; Proteine: 8 g

Ingredienti:

- 1 mango maturo, torsolo e tritato
- ½ mango, sbucciato, snocciolato e tritato
- 1 tazza di cavolo, tritato
- ½ tazza di yogurt greco normale
- 2 cubetti di ghiaccio

Indicazioni:

Aggiungere la pera, il mango, lo yogurt, il cavolo e il mango in un frullatore e frullare.

Aggiungere il ghiaccio e frullare fino ad ottenere una consistenza liscia.

Pranzo: Zuppa di pepe preferita

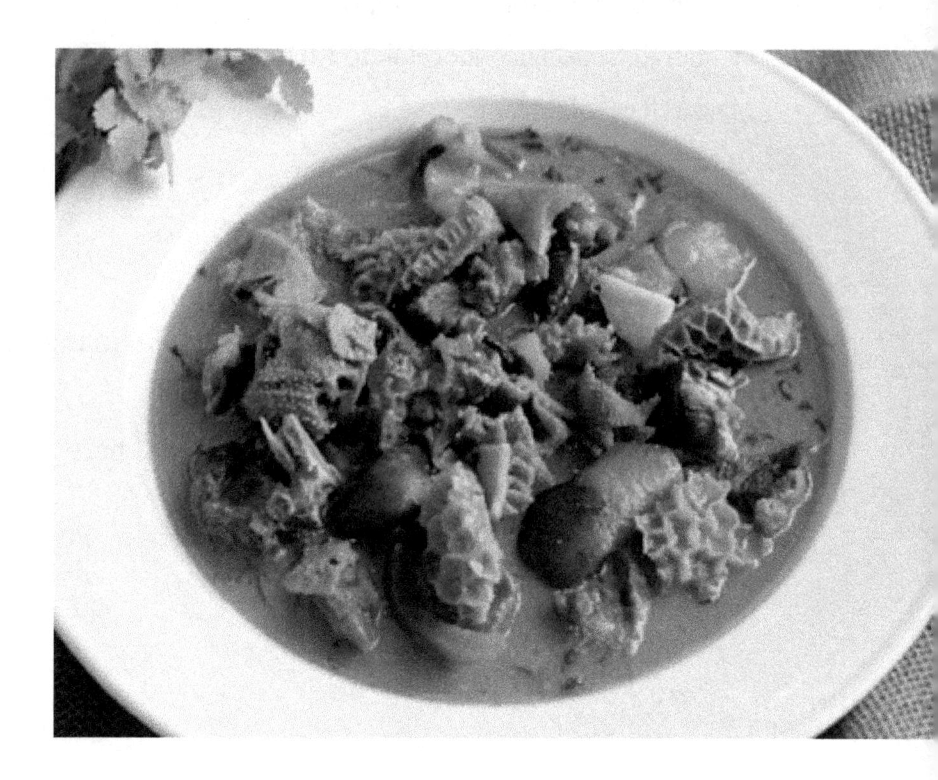

Servire: 6

Nutrizione (per porzione):

Calorie: 162; Grasso: 3 g; Carboidrati: 12 g; Proteine: 21 g

Ingredienti:

- 1 libbra di manzo magro macinato
- 1 cipolla, tritata
- 1 grande peperone verde, tritato
- 2 spicchi d'aglio, tritati

- 1 pomodoro grande, tritato
- 2 cucchiai di concentrato di pomodoro
- 2 cucchiai di farina per tutti gli usi
- ¼ di tazza di riso crudo
- 2 cucchiai di prezzemolo fresco, tritato
- 4 tazze di brodo di manzo
- 2 cucchiai di olio d'oliva
- Sale e pepe come necessario

Indicazioni:

Prendete una pentola di grandi dimensioni e mettetela a fuoco medio.

Aggiungere l'olio e lasciare che l'olio si riscaldi.

Aggiungere la farina e continuare a sbattere fino ad ottenere una pasta densa.

Continuare a sbattere per altri 3-4 minuti mentre bolle e comincia a diluirsi.

Aggiungere la cipolla tritata e soffriggere per 3-4 minuti.

Mescolare il concentrato di pomodoro e la carne di manzo.

Prendete un cucchiaio di legno e mescolate per rompere la carne macinata.

Cuocere per 5 minuti.

Aggiungere l'aglio, il pepe e i pomodori tritati.

Mescolare bene e combinare.

Aggiungere il brodo e portare la miscela ad un leggero bollore, ridurre il fuoco al minimo e far sobbollire per 30 minuti.

Aggiungere il riso, il prezzemolo e cuocere per 15 minuti.

Una volta che ha una bella consistenza come una zuppa, servire con una guarnizione di prezzemolo.

Cena: Hummus fatto in casa con pesto pimpante e formaggio friabile

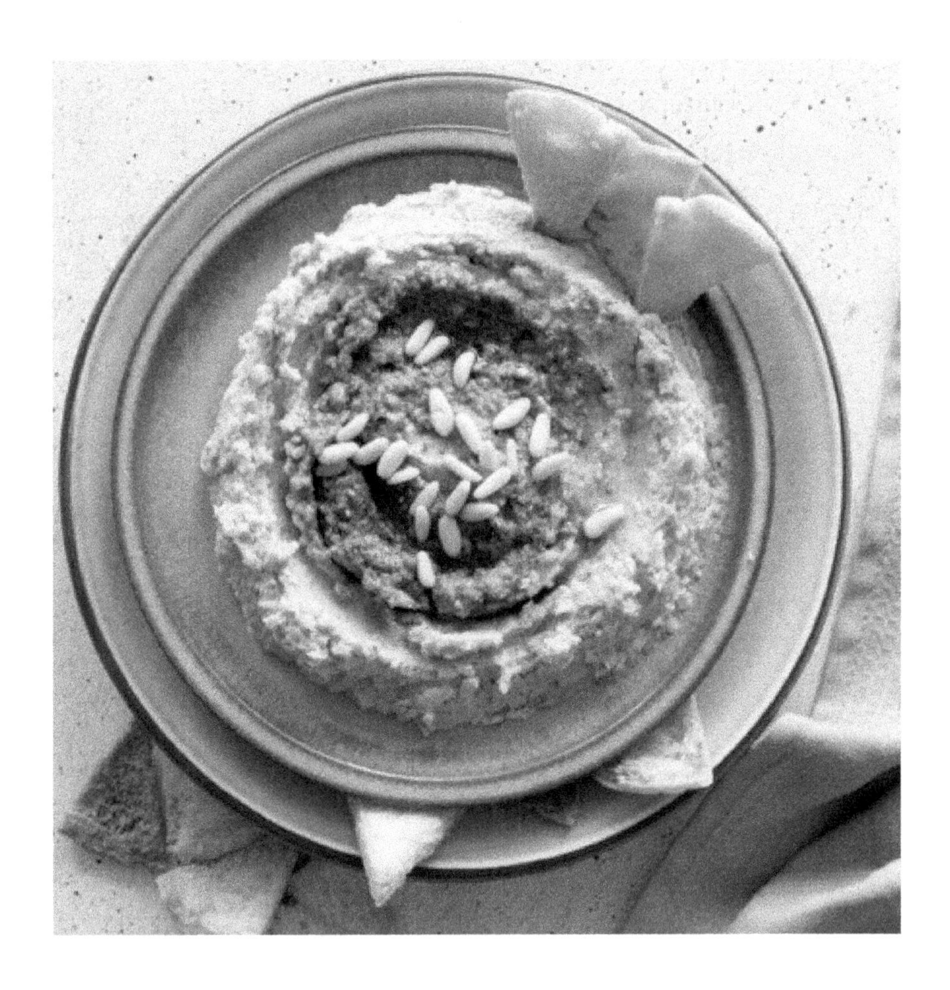

Servire: 4

Nutrizione (per porzione): 30 calorie; Grassi totali: 2,5 g; Fibra alimentare: 0 g; Carboidrati: 1 g; Proteine: 1 g

Ingredienti:

Per l'hummus fatto in casa:

- 32 once di ceci, sciacquati e scolati
- 2 cucchiai di prezzemolo fresco, tritato finemente
- 2 once di miscela di zuppa di cipolla
- 1 cucchiaio di semi di sesamo, tostati (opzionale)
- ⅔-cup-tbsp olio d'oliva
- ¼ di tazza di succo di limone

Per la salsa di pesto vivace:

- ½ tazza di pinoli
- 3 grappoli di basilico
- ⅔-tazza di olio extravergine d'oliva
- 3 spicchi d'aglio
- 1 tazza di formaggio feta
- ½ tazza di parmigiano
- 1 cucchiaino di sale
- 1 cucchiaino di pepe

Per la ricetta principale:

- 10 once di hummus fatto in casa
- 4 cucchiai di salsa al pesto
- 3 cucchiai di formaggio feta
- ¼ di tazza di olive Kalamata, tritate
- 2 cucchiai di cipolla rossa, tritata finemente

Indicazioni:

Per l'hummus:

1. Unite tutti gli ingredienti dell'hummus nel vostro frullatore o robot da cucina. Frullare fino ad ottenere una consistenza quasi liscia.

Per la salsa al pesto:

2. Unite i pinoli, il basilico e l'olio d'oliva nel vostro frullatore o robot da cucina. Pulsare fino a polverizzare tutti gli ingredienti. Aggiungere i restanti ingredienti della salsa pesto e frullare bene. Se la salsa ha una consistenza spessa, che non è di vostro gradimento, allora versate più olio d'oliva fino a raggiungere la consistenza desiderata. Trasferire la salsa al pesto in una ciotola. Coprirla con una pellicola di plastica, assicurandosi che la superficie superiore della salsa al pesto tocchi direttamente la pellicola per evitare che la salsa rosoli. Mettere in frigo la ciotola sigillata.

Per la ricetta principale:

3. Ricoprire l'hummus con tutti i restanti ingredienti della ricetta principale. Servire con verdure crude e/o pane pita integrale.

Martedì

Colazione: Bella insalata di melanzane

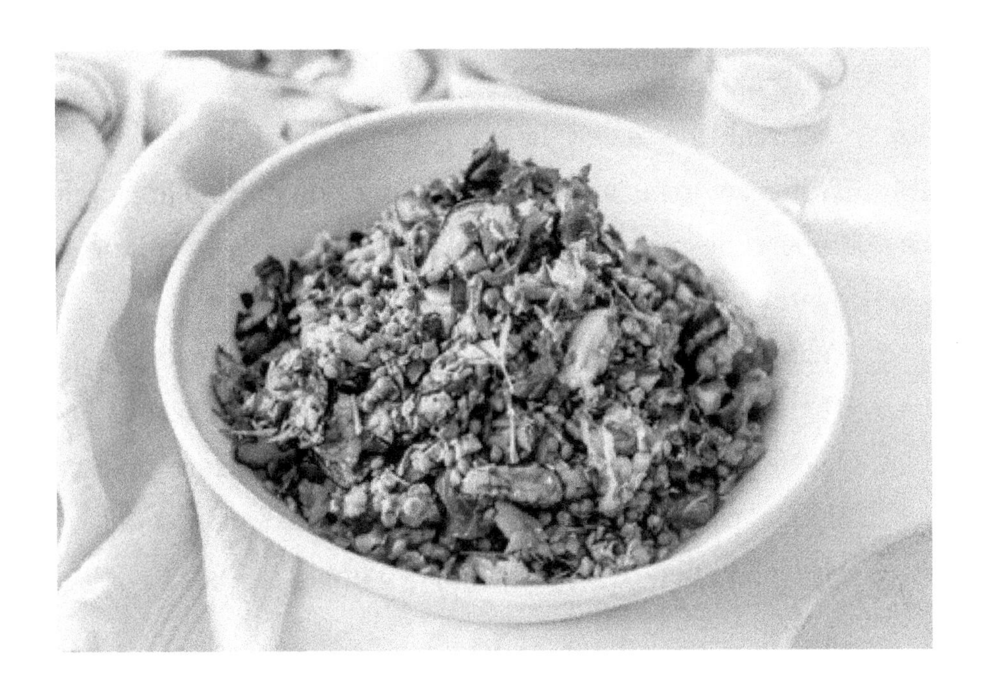

Servire: 8

Nutrizione (per porzione): Calorie: 99; Grasso: 7 g ; Carboidrati: 7 g; Proteine: 3,4 g

Ingredienti:

- 1 melanzana grande, lavata e tagliata a cubetti
- 1 pomodoro, con semi e tritato
- 1 cipolla piccola, tagliata a dadini
- 2 cucchiai di prezzemolo tritato

- 2 cucchiai di olio extravergine d'oliva
- 2 cucchiai di aceto bianco distillato
- ½ tazza di formaggio feta, sbriciolato
- Sale come necessario

Indicazioni:

Preriscalda la tua griglia esterna a medio-alto.

Trafiggere le melanzane alcune volte con un coltello/forchetta.

Cuocere le melanzane sulla griglia per circa 15 minuti fino a quando sono carbonizzate.

Teneteli da parte e lasciateli raffreddare.

Togliere la pelle alla melanzana e tagliare la polpa a dadini.

Trasferire la polpa in una terrina e aggiungere prezzemolo, cipolla, pomodoro, olio d'oliva, formaggio feta e aceto.

Mescolare bene e raffreddare per 1 ora.

Pranzo: La zuppa di pomodoro mediterranea

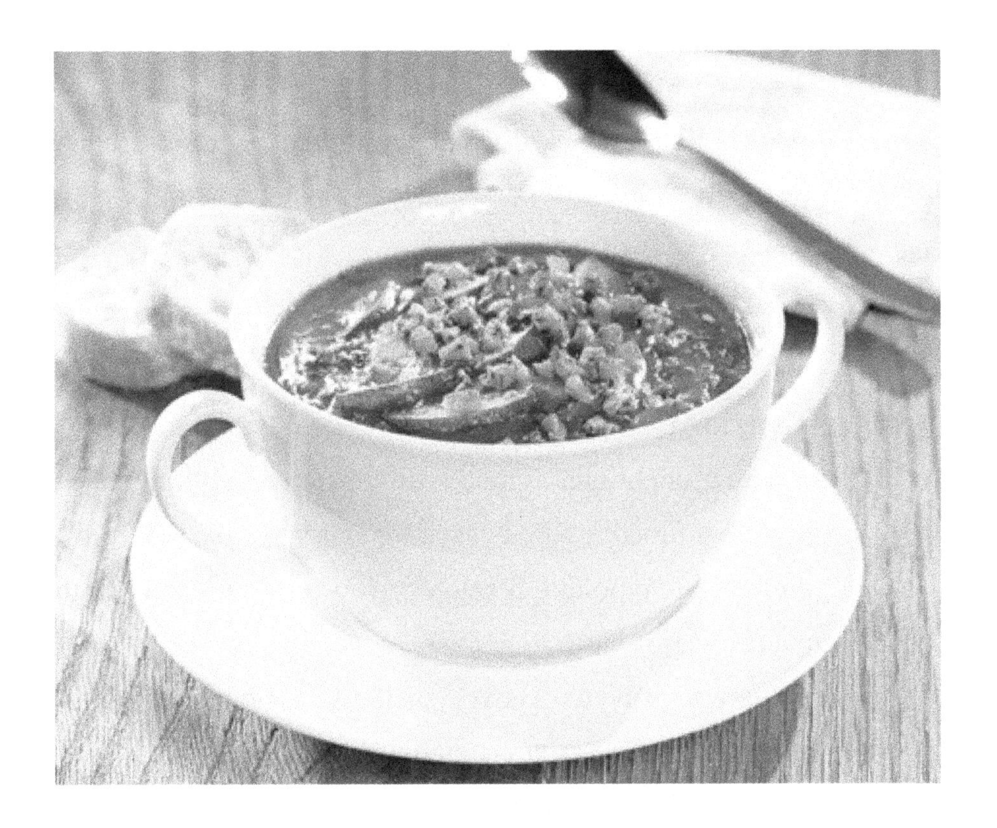

Servire: 6

Nutrizione (per porzione):

Calorie: 74; Grasso: 0,7 g ; Carboidrati: 16 g ; Proteine: 2 g

Ingredienti:

- 4 cucchiai di olio d'oliva
- 2 cipolle gialle medie, tagliate sottili

- 1 cucchiaino di sale
- 2 cucchiaini di curry in polvere
- 1 cucchiaino di curry rosso in polvere
- 1 cucchiaino di coriandolo macinato
- 1 cucchiaino di cumino macinato
- 1 lattina (15 once) di pomodori Roma, tagliati a dadini
- 1 lattina (28 once) di pomodori prugna, a dadini
- 5 ½ tazze di acqua
- 1 lattina (14 once) di latte di cocco
- Riso integrale al cocco, spicchi di limone, timo fresco, ecc.

Indicazioni:

Prendete una padella di medie dimensioni e aggiungete l'olio.

Mettetelo a fuoco medio e lasciatelo riscaldare.

Aggiungere le cipolle e il sale e cuocere per circa 10-12 minuti fino a doratura.

Mescolare in polvere di curry, coriandolo, fiocchi di pepe rosso, cumino e cuocere per 30 secondi.

Assicuratevi di continuare a mescolare bene.

Aggiungere i pomodori insieme al succo e 5 ½ tazze di acqua (o brodo se preferite).

Far sobbollire il composto per 15 minuti.

Prendete un frullatore a immersione e frullate il composto fino a raggiungere una consistenza brodosa.

Godetevelo così com'è, o aggiungete qualche aggiunta extra per un'esperienza più saporita.

Cena: Melone alla menta e Feta fruttata con cetrioli freschi

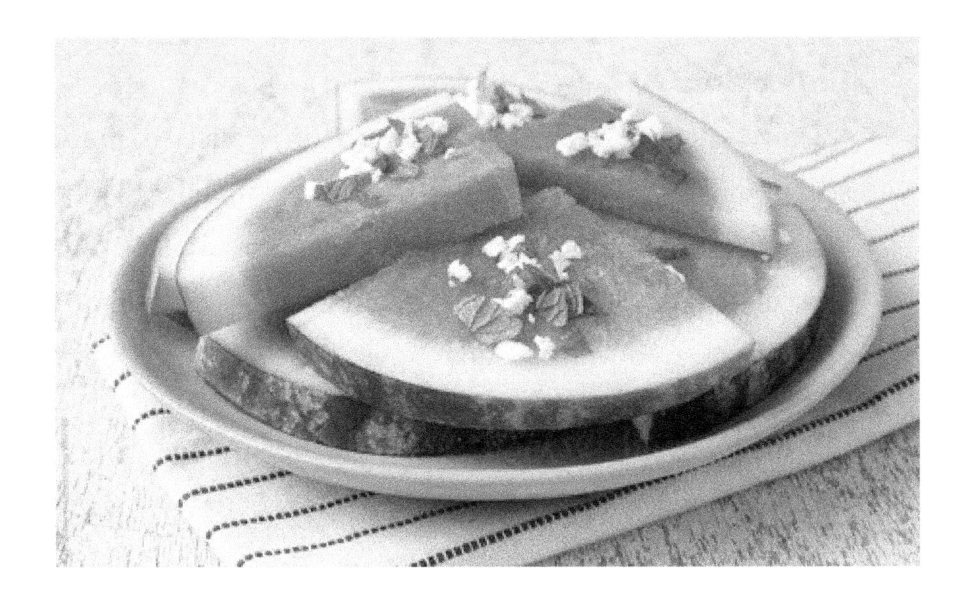

Servire: 4

Nutrizione (per porzione): Calorie: 205; Grassi totali: 15,5 g; Fibra alimentare: 3,3 g; Carboidrati: 18.5 g; Proteine: 3.7 g

Ingredienti:

- 3 tazze di cubetti di anguria
- 2 pezzi di pomodori, tagliati a dadini
- 1 pezzo di limone, sbucciato e spremuto
- 1 cetriolo, sbucciato, privato dei semi e tagliato a dadini
- ½ tazza di menta fresca, tritata grossolanamente
- ½ bulbo di cipolla rossa, affettato

- ¼ di tazza di olio d'oliva
- Sale e pepe
- ⅓-una tazza di formaggio feta sbriciolato

Indicazioni:

1. Unire e mescolare l'anguria, i pomodori, il succo di limone, la scorza di limone, il cetriolo, la menta, la cipolla rossa e l'olio d'oliva in una grande ciotola. Cospargere di sale e pepe. Mescolate per combinare uniformemente.
2. Servire freddo con una spolverata di formaggio feta sbriciolato.

Mercoledì

Colazione: Frittata di carciofi

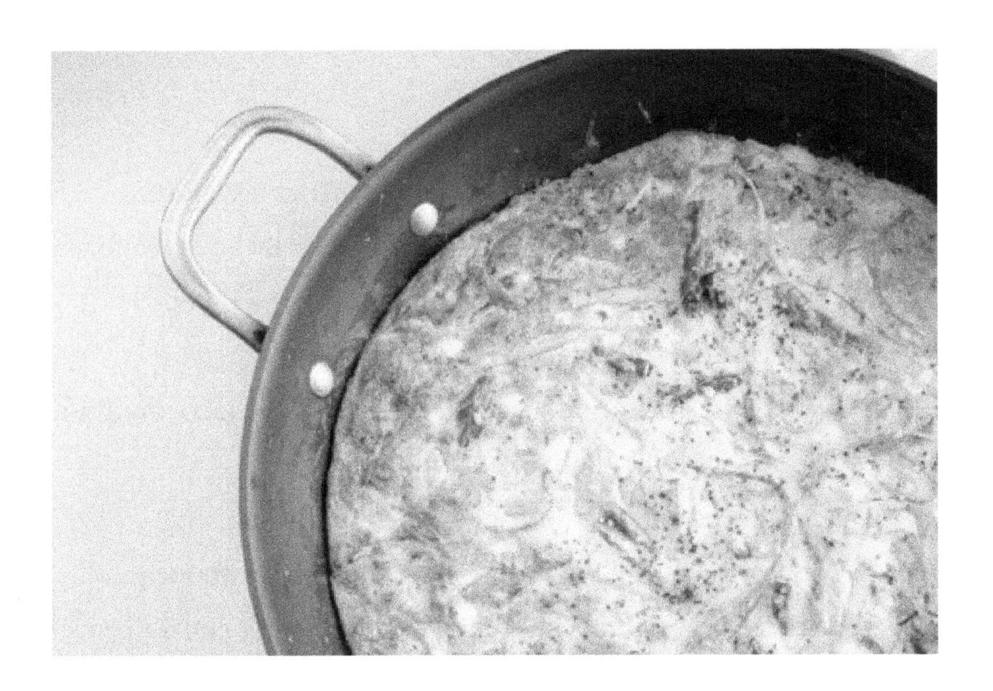

Servire: 4

Nutrizione (per porzione): Calorie: 199; Grasso: 13 g ; Carboidrati: 5 g; Proteine: 16 g

Ingredienti:

- 8 uova grandi
- ¼ di tazza di formaggio Asiago, grattugiato
- 1 cucchiaio di basilico fresco, tritato
- 1 cucchiaino di origano fresco, tritato

- Pizzico di sale
- 1 cucchiaino di olio extravergine d'oliva
- 1 cucchiaino di aglio tritato
- 1 tazza di carciofi in scatola, scolati
- 1 pomodoro, tritato

Indicazioni:

Preriscaldate il vostro forno per la cottura a vapore.

Prendete una ciotola media e sbattete le uova, il formaggio Asiago, l'origano, il basilico, il sale marino e il pepe.

Mescolare in una ciotola.

Mettere una grande padella da forno a fuoco medio-alto e aggiungere l'olio d'oliva.

Aggiungere l'aglio e soffriggere per 1 minuto.

Togliere la padella dal fuoco e versare il mix di uova.

Rimettere la padella sul fuoco e cospargere i cuori di carciofo e il pomodoro sulle uova.

Cuocere la frittata senza mescolare per 8 minuti.

Mettere la padella sotto la griglia per 1 minuto fino a quando la parte superiore è leggermente dorata.

Tagliare la frittata in 4 pezzi e servire.

Pranzo: Autentica insalata di yogurt e cetrioli

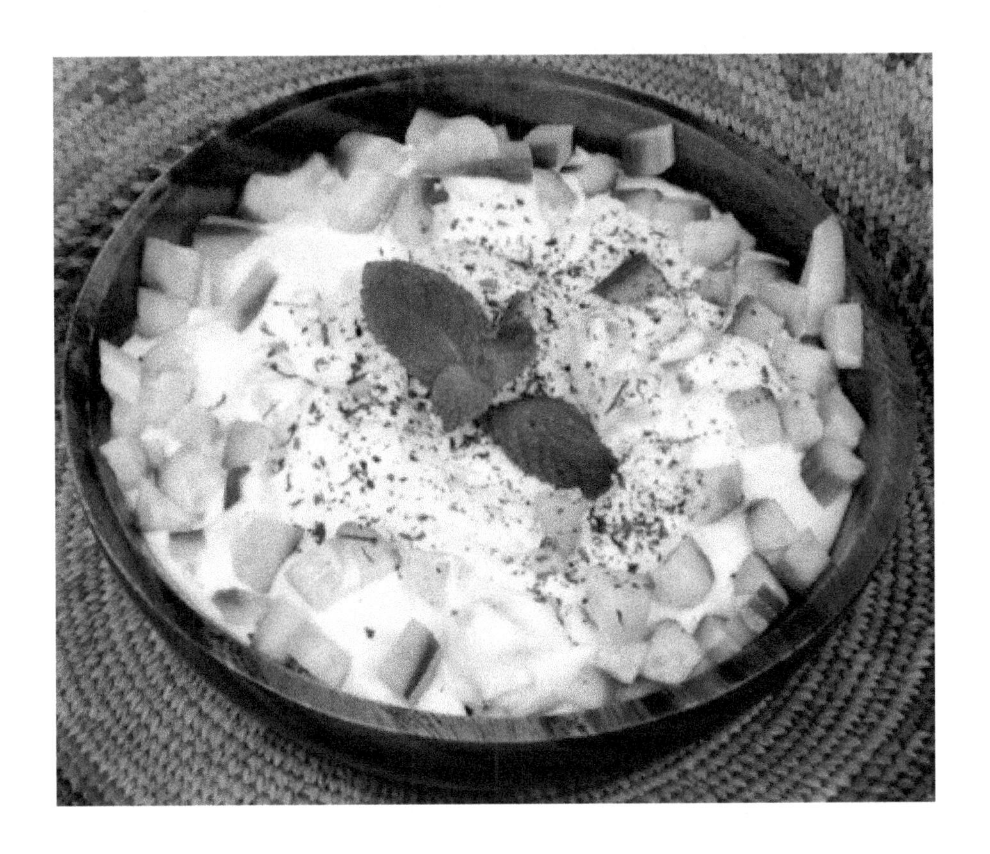

Servire: 4

Nutrizione (per porzione): Calorie: 74; Grasso: 0,7 g; Carboidrati: 16 g; Proteine: 2 g

Ingredienti:

- 5-6 cetrioli piccoli, sbucciati e tagliati a dadini
- 1 (8 once) contenitore di yogurt greco normale
- 2 spicchi d'aglio, tritati
- 1 cucchiaio di menta fresca, tritata
- 1 cucchiaino di origano secco
- Sale marino e pepe nero fresco

Indicazioni:

Prendete una grande ciotola e aggiungete i cetrioli, l'aglio, lo yogurt, la menta e l'origano.

Condire con sale e pepe.

Mettere in frigo l'insalata per 1 ora e servire.

Cena: Asparagi al vapore al limone con patatine al formaggio

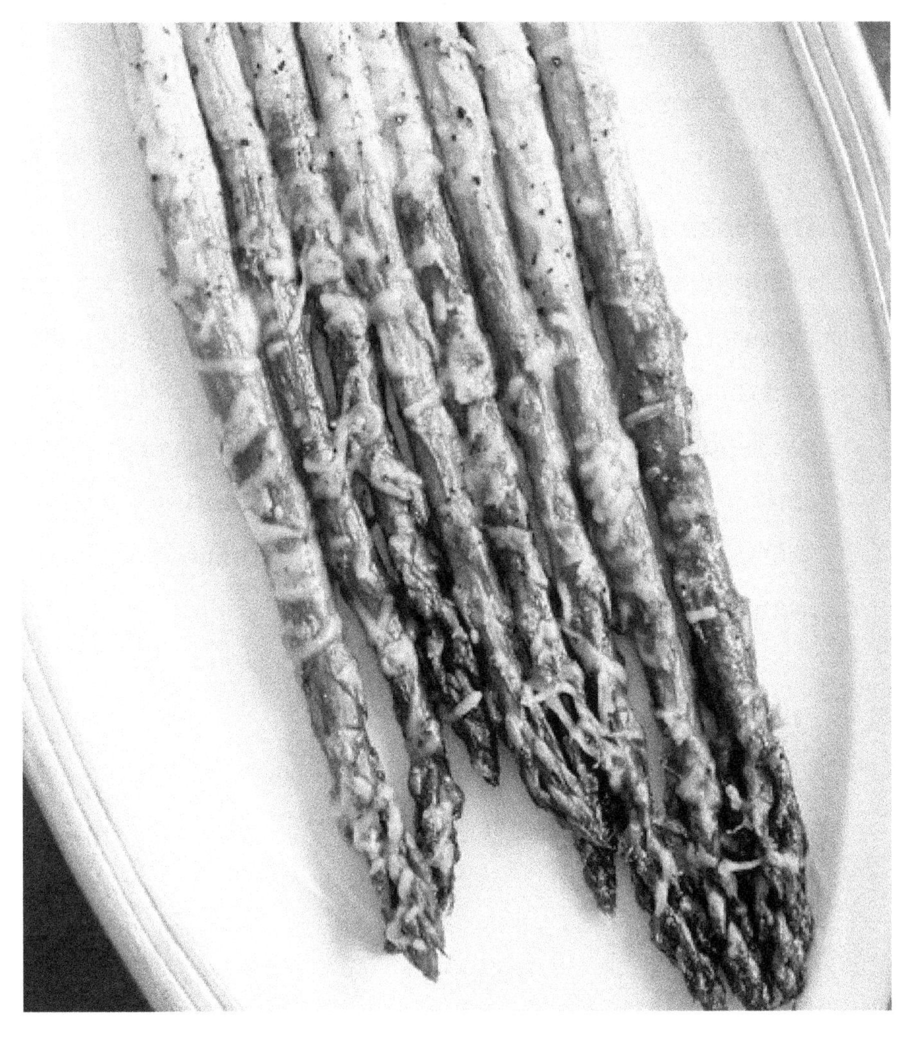

Servire: 4

Nutrizione (per porzione): Calorie: 45; Grassi totali: 1 g; Fibra alimentare: 5 g; Carboidrati: 11 g; Proteine: 3 g

Ingredienti:

- 1 mazzo di asparagi
- 1 cucchiaio di olio d'oliva
- Sale e pepe
- 2 pezzi di limoni freschi
- 2 cucchiai di formaggio feta alle erbe mediterranee sbriciolato

Indicazioni:

1. Mettere le lance di asparagi nella vaporiera. Coprire la vaporiera e cuocere a vapore per 6 minuti fino a quando sono teneri.
2. Disporre le lance al vapore su un piatto da portata. Condite con olio d'oliva, sale e limoni appena spremuti.
3. Per servire, guarnire con spicchi di limone e cospargere di formaggio feta.

Giovedì

Colazione: Uova intere in una zucca

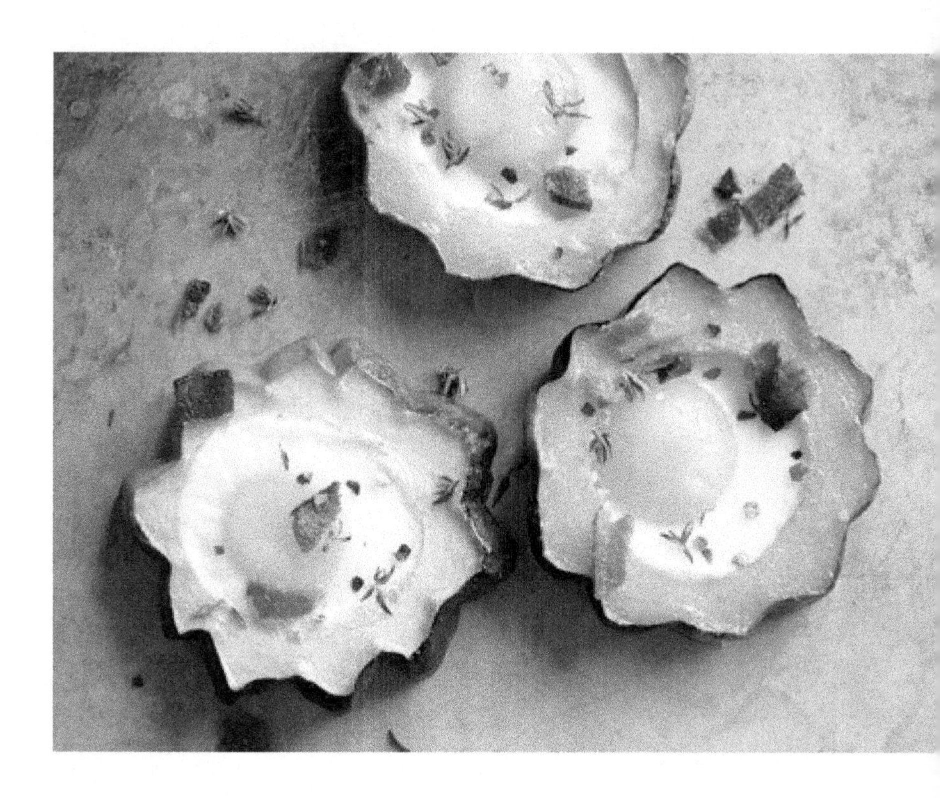

Servire: 5

Nutrizione (per porzione):

Calorie: 198 - Grasso: 12 g; Carboidrati: 17 g; Proteine: 8 g

Ingredienti:

- 2 zucche di ghianda
- 6 uova intere

- 2 cucchiai di olio extravergine d'oliva
- Sale e pepe come necessario
- 5-6 datteri snocciolati
- 8 metà di noce
- Un mazzetto di prezzemolo fresco

Indicazioni:

Preriscaldare il forno a 375 gradi Fahrenheit.

Affettare la zucca trasversalmente e preparare 3 fette con dei buchi.

Mentre si affetta la zucca, assicurarsi che ogni fetta abbia uno spessore di ¾ di pollice.

Rimuovere i semi dalle fette.

Prendete una teglia da forno e foderatela con carta da forno.

Trasferisci le fette sulla tua teglia e condiscile con sale e pepe.

Cuocere nel vostro forno per 20 minuti.

Tritate le noci e i datteri sul vostro tagliere.

Togliere la teglia dal forno e irrorare le fette con olio d'oliva.

Rompere un uovo in ciascuno dei fori delle fette e condire con pepe e sale.

Cospargere le noci tritate.

Cuocere per altri 10 minuti.

Guarnire con prezzemolo e aggiungere lo sciroppo d'acero.

Pranzo: Deliziosa pizza al pesto

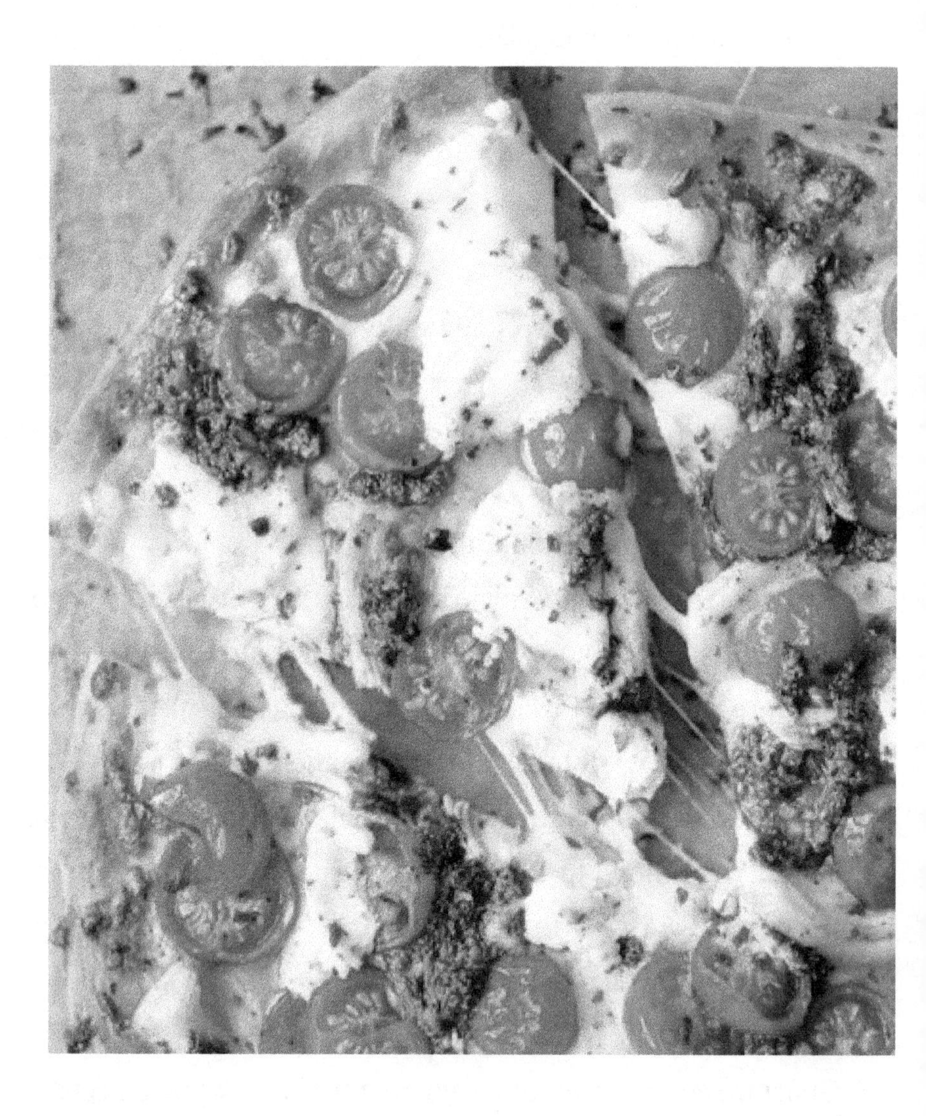

Servire: 4

Nutrizione (per porzione):

Calorie: 210; Grasso: 9 g; Carboidrati: 25 g; Proteine: 9 g

Ingredienti:

- 1 (10 pollici) crosta per pizza, fatta in casa/prefatta
- ½ tazza di pesto di pomodori secchi
- 1 tazza di funghi champignon, tagliati a fette
- 1 peperone rosso, tritato
- 1 tazza di zucchine, affettate
- 12 tazza di cipolla rossa, tagliata sottile
- ½ tazza di olive nere, affettate
- ½ tazza di parmigiano, grattugiato

Indicazioni:

Preriscaldare il forno a 400 gradi Fahrenheit.

Foderare una teglia con carta da forno e tenerla da parte.

Spolverare la superficie di lavoro con la farina e stendere la nostra pasta per pizza in un cerchio di 10 pollici.

Trasferire l'impasto sulla teglia da forno.

Distribuire il pesto sulla pasta (lasciando 1 pollice dal bordo).

Disporre i funghi, il peperone rosso, le zucchine, la cipolla e le olive sulla pizza.

Coprire con il formaggio.

Infornare per 20 minuti fino a quando non sono dorati e croccanti.

Cena: Minestrone mediterraneo

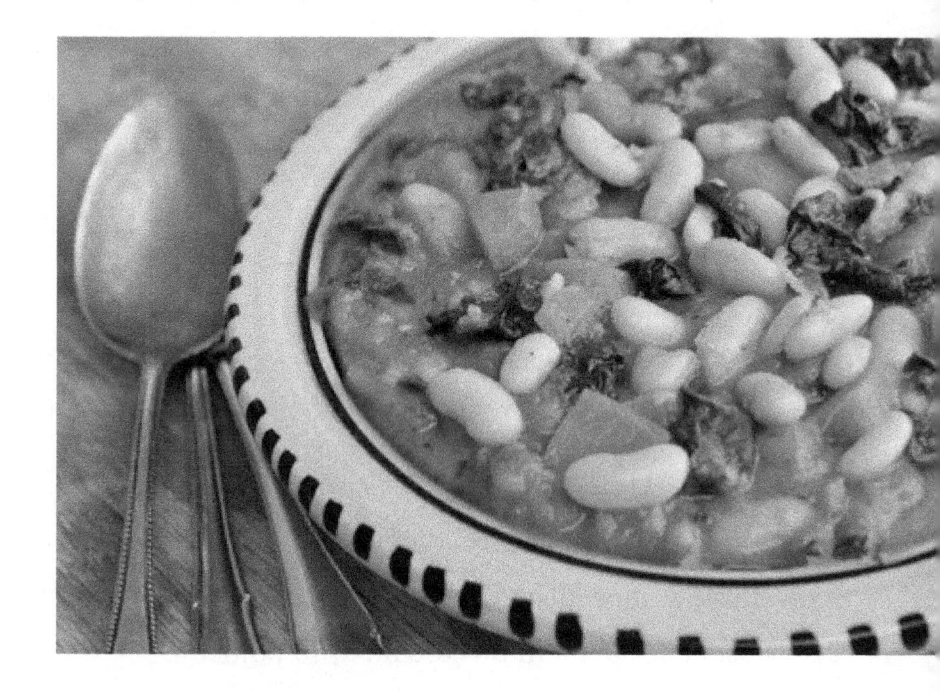

Servire: 4

Nutrizione (per porzione): Calorie: 190; Grassi totali: 7 g; Fibra alimentare: 9 g; Carboidrati: 29 g; Proteine: 5 g

Ingredienti:

- 2 cucchiai di olio d'oliva
- 1 bulbo di cipolla rossa, sbucciato e tritato
- 2 spicchi d'aglio, sbucciati e schiacciati
- rape da 8 once, sbucciate e tritate
- 3 pezzi di pomodori, in quarti

- carote da 5 once, sbucciate, tagliate a nastri con un pela verdure
- 2 pezzi di zucchine piccole, tagliate sottili
- 4 tazze di brodo vegetale
- 2 cucchiai di succo di limone
- Fagioli cannellini da 4 once, sciacquati e scolati
- 1 cucchiaio di coriandolo, tritato
- Spicchi di limone, per servire
- Pane integrale croccante, per servire

Indicazioni:

1. Scaldare 1 cucchiaio d'olio in una grande pentola e soffriggere cipolla, aglio e rapa per 5 minuti.
2. Aggiungere i pomodori, le carote e le zucchine e soffriggere altri 2 minuti. Aggiungere il brodo, il succo di limone, i fagioli e l'olio rimanente. Condire a piacere, portare a ebollizione e cuocere a fuoco lento per 3-4 minuti.
3. Cospargere di coriandolo e servire con spicchi di limone e pane croccante.

Venerdì

Colazione: Il grande porridge d'orzo

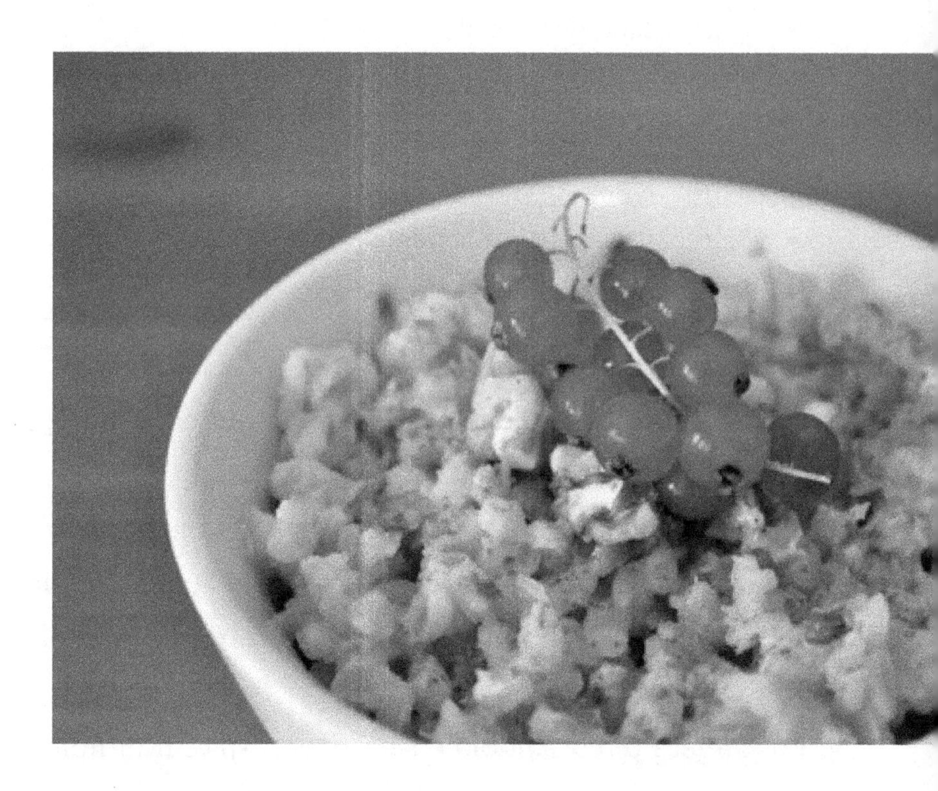

Servire: 4

Nutrizione (per porzione): Calorie: 295; Grasso: 8 g ; Carboidrati: 56 g; Proteine: 6 g

Ingredienti:

- 1 tazza di orzo
- 1 tazza di bacche di grano
- 2 tazze di latte di mandorla non zuccherato

- 2 tazze di acqua
- ½ tazza di mirtilli
- ½ tazza di semi di melograno
- ½ tazza di nocciole, tostate e tritate
- ¼ di tazza di miele

Indicazioni:

Prendete una casseruola media e mettetela a fuoco medio-alto.

Mettere orzo, latte di mandorla, bacche di grano, acqua e portare a ebollizione.

Ridurre il fuoco al minimo e cuocere a fuoco lento per 25 minuti.

Dividere tra le ciotole di servizio e coprire ogni porzione con 2 cucchiai di mirtilli, 2 cucchiai di semi di melograno, 2 cucchiai di nocciole, 1 cucchiaio di miele.

Pranzo: Linguine dragate in salsa di pomodoro e vongole

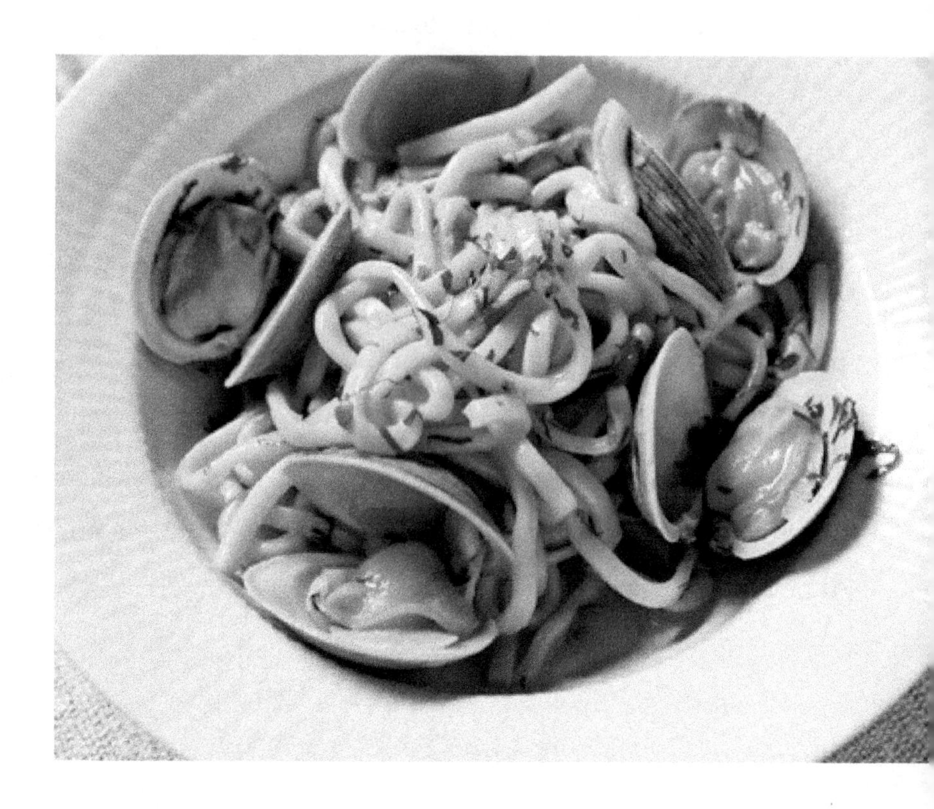

Servire: 4

Nutrizione (per porzione): Calorie: 394; Grasso: 5 g ; Carboidrati: 66 g; Proteine: 23 g

Ingredienti:

- 1 libbra di linguine
- Sale e pepe nero secondo necessità

- 1 cucchiaino di olio extravergine d'oliva
- 1 cucchiaio di aglio tritato
- 1 cucchiaino di timo fresco, tritato
- ½ cucchiaino di fiocchi di pepe rosso
- 1 lattina (15 once) di pomodori senza sodio, tagliati a dadini e scolati
- 1 lattina (15 once) di vongole intere, con succo

Indicazioni:

Cuocere le linguine di conseguenza.

Mentre le linguine cuociono, scaldare l'olio d'oliva in una grande padella a fuoco medio.

Aggiungere l'aglio, il timo, i fiocchi di pepe rosso e soffriggere per 3 minuti.

Mescolare i pomodori e le vongole.

Portare la salsa a ebollizione e abbassare il fuoco al minimo.

Cuocere a fuoco lento per 5 minuti.

Condire con sale e pepe.

Scolare la pasta cotta e saltarla con la salsa.

Guarnire con prezzemolo e servire.

Cena: Funghi ostrica grigliati al forno

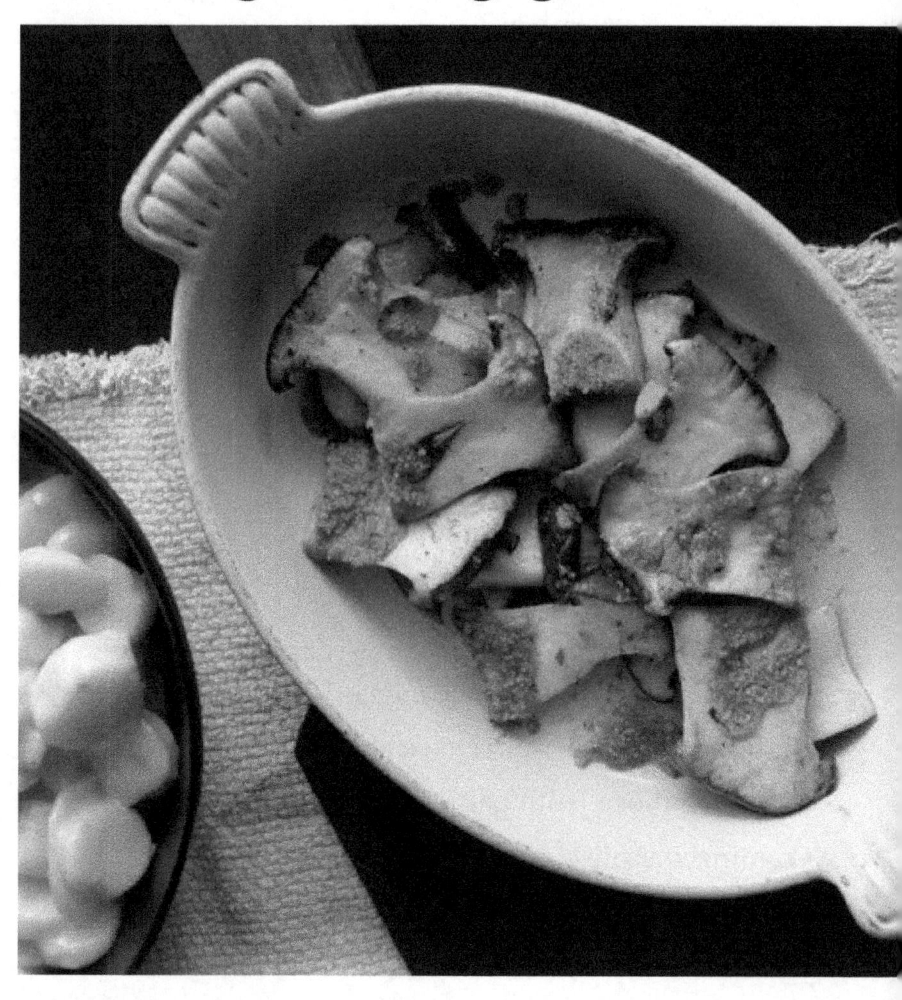

Servire: 4

Nutrizione (per porzione): Calorie: 107; Grassi totali: 7.3 g; Fibra alimentare: 3.3 g; Carboidrati: 8.7 g; Proteine: 4.7 g

Ingredienti:

- 20 once di funghi ostrica
- 2 cucchiai di olio extravergine d'oliva
- Sale e pepe appena macinato
- 2 cucchiaini di prezzemolo tritato

Indicazioni:

1. Preriscaldare il forno a 420 °F.
2. Rivestire una teglia da 5" x 9" con un foglio di alluminio e spruzzare le superfici con grasso antiaderente. Mettere da parte.
3. Nel frattempo, preparare i funghi separando e scartando i loro gambi. Usando un asciugamano umido o una spazzola per funghi, pulire le loro superfici superiori.
4. Spruzzare o spennellare i funghi con l'olio d'oliva. Mettere e disporre i funghi in una teglia da forno. Grigliare per 5 minuti (per i funghi più spessi, grigliare per altri 4 minuti).
5. Togliere il foglio e mettere i funghi grigliati in un piatto da portata. Cospargere con sale e pepe appena macinato. Ricopriteli di prezzemolo e servite immediatamente.

Sabato

Colazione: Frittata fresca di pomodori e aneto

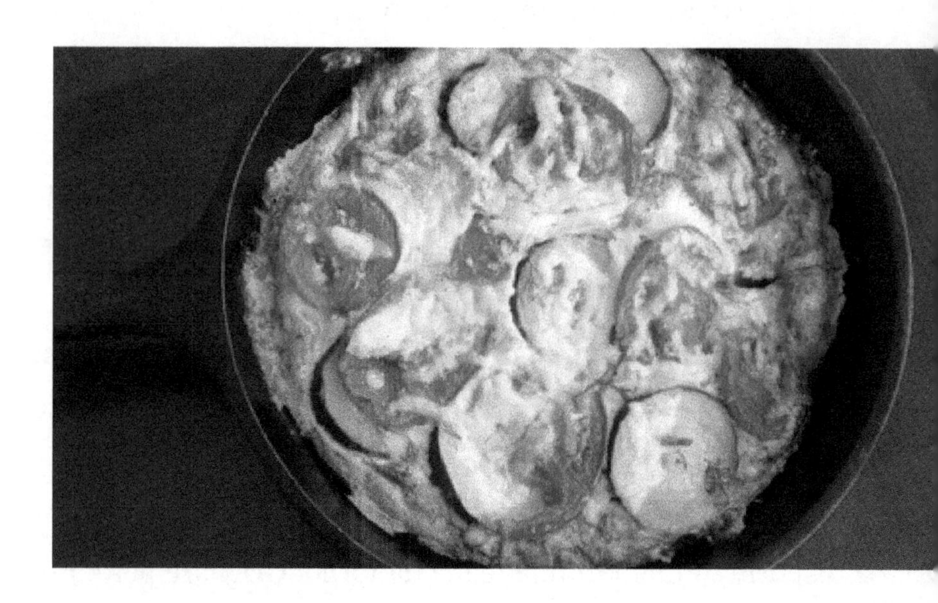

Servire: 4

Nutrizione (per porzione): Calorie: 191; Grasso: 15 g; Carboidrati: 6 g; Proteine: 9 g

Ingredienti:

- 2 cucchiai di olio d'oliva
- 1 cipolla media, tritata
- 1 cucchiaino di aglio tritato
- 2 pomodori medi, tritati

- 6 uova grandi
- ½ tazza di metà e metà
- ½ tazza di formaggio feta, sbriciolato
- ¼ di tazza di aneto
- Sale come necessario
- Pepe nero macinato come necessario

Indicazioni:

Preriscaldare il forno a una temperatura di 400 gradi Fahrenheit.

Prendete una padella da forno di grandi dimensioni e scaldate il vostro olio d'oliva a fuoco medio-alto.

Aggiungere la cipolla, l'aglio, i pomodori e farli soffriggere per 4 minuti.

Mentre si cuociono, prendete una ciotola e sbattete insieme le uova, la panna e mezza e condite il tutto con un po' di pepe e sale.

Versate il composto nella padella con le vostre verdure e completate con il formaggio feta sbriciolato e l'aneto.

Coprire con il coperchio e lasciare cuocere per 3 minuti.

Mettete la teglia nel vostro forno e lasciatela cuocere per 10 minuti.

Servire caldo.

Pranzo: Funghi selvatici e braciole di maiale

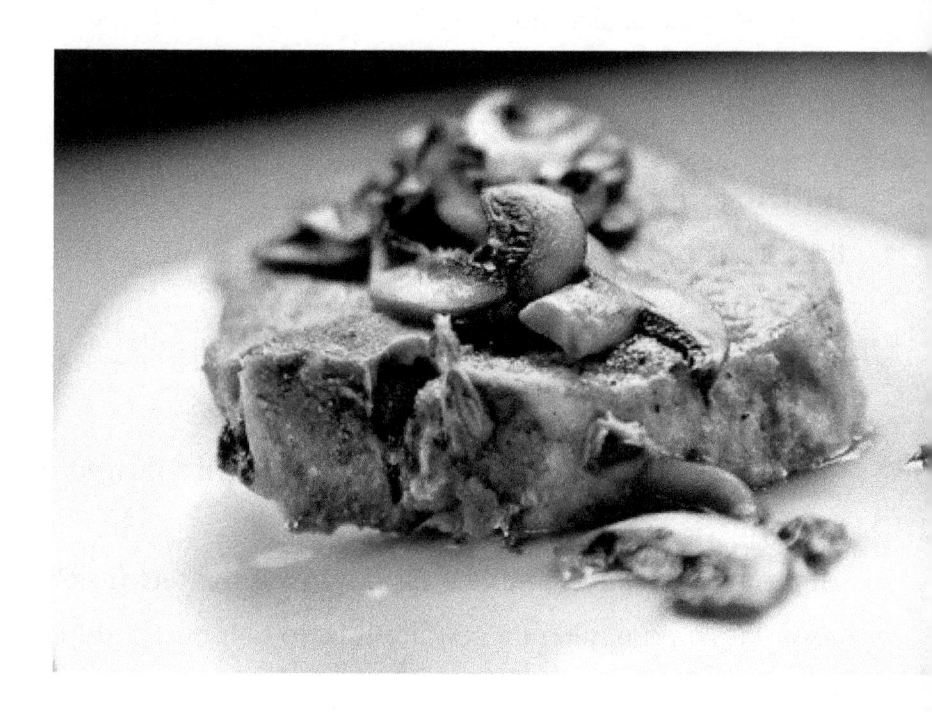

Servire: 4

Nutrizione (per porzione): Calorie: 308; Grasso: 17 g; Carboidrati: 7 g; Proteine: 33 g

Ingredienti:

- 4 (5 once) costolette di maiale con osso al centro
- ¼ di cucchiaino di sale marino
- ¼ di cucchiaino di pepe nero appena macinato
- 1 cucchiaio di olio extravergine d'oliva

- 1 cipolla dolce, tritata
- 2 cucchiaini di aglio tritato
- 1 libbra di funghi selvatici misti, affettati
- 1 cucchiaino di timo fresco, tritato
- ½ tazza di brodo di pollo senza sodio

Indicazioni:

Asciugare le braciole di maiale con un panno da cucina e condirle con sale e pepe.

Prendete una grande padella e mettetela a fuoco medio-alto.

Aggiungere l'olio d'oliva e scaldarlo.

Aggiungere le braciole di maiale e cuocere per 6 minuti, rosolare entrambi i lati.

Trasferire la carne su un piatto da portata e tenere da parte.

Aggiungere la cipolla e l'aglio e soffriggere per 3 minuti.

Aggiungere i funghi e il timo e soffriggere per 6 minuti fino a quando i funghi sono caramellati.

Rimettere le braciole di maiale nella padella e versare il brodo di pollo.

Coprire e portare il liquido ad ebollizione.

Ridurre il calore al minimo e cuocere a fuoco lento per 10 minuti.

Servire e godere!

Cena: Gnocchi con crema di Zucchine

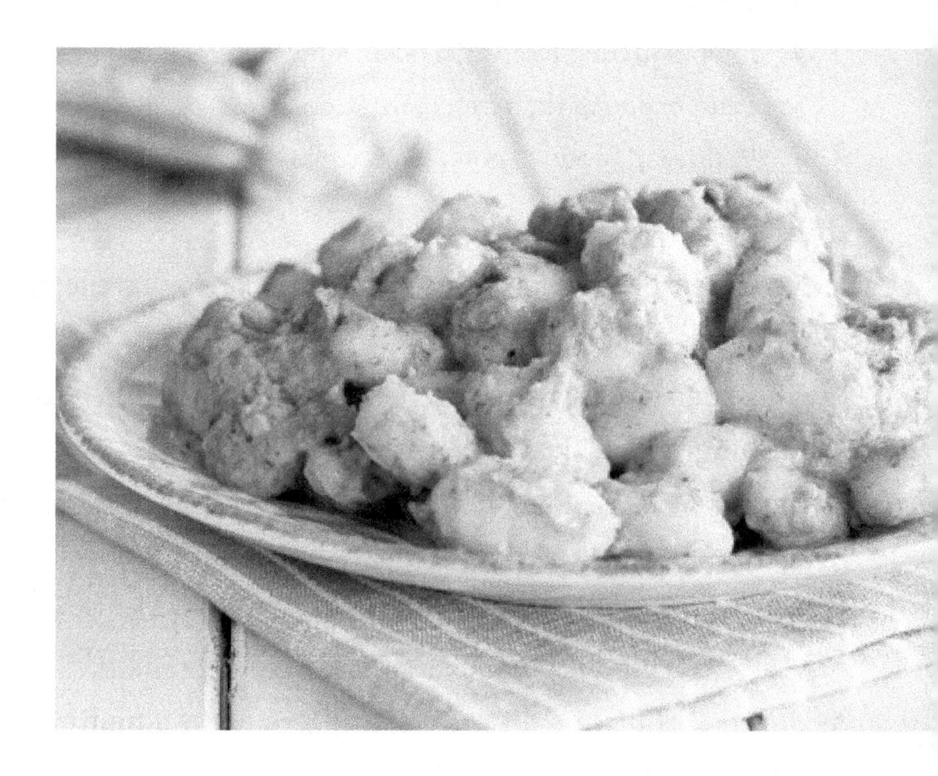

Servire: 4

Nutrizione (per porzione): Calorie: 330; Grassi totali: 10 g; Fibra alimentare: 4 g; Carboidrati: 54 g; Proteine: 8 g

Ingredienti:

- 1 lb. gnocchi (gnocchi di pasta di semola)
- 2 pezzi di zucchine, tagliati nel senso della lunghezza e affettati a ¼ di pollice di spessore

- 1 pinta di pomodori d'uva, tagliati a metà nel senso della lunghezza
- 1 cucchiaio di semi di finocchio
- 4 spicchi d'aglio
- 1 bulbo di cipolla bianca, tritato grossolanamente
- 2 cucchiai di olio d'oliva (diviso)
- 1 cucchiaio di acqua
- Sale grosso kosher
- Pepe nero fresco macinato
- ¼ di tazza di formaggio magro, tagliuzzato
- 3 pezzi di scalogno, tritato

Indicazioni:

1. Preriscaldare il forno a 420° F.
2. Mettere gli gnocchi, le zucchine, i pomodori, i semi di finocchio, l'aglio e la cipolla in una padella di ghisa da 10 pollici. Irrorare con un cucchiaio di olio d'oliva. Versare un cucchiaio d'acqua e cospargere con sale e pepe. Mescolate per combinare completamente.
3. Mettere la padella nel forno preriscaldato. Cuocere per 20 minuti fino a quando gli gnocchi si impregnano dei succhi, o le zucchine e i pomodori diventano marrone chiaro.
4. Togliere la padella dal forno. Mescolare il formaggio e lo scalogno. Servire immediatamente.

Domenica

Colazione: frullato di fragola e rabarbaro

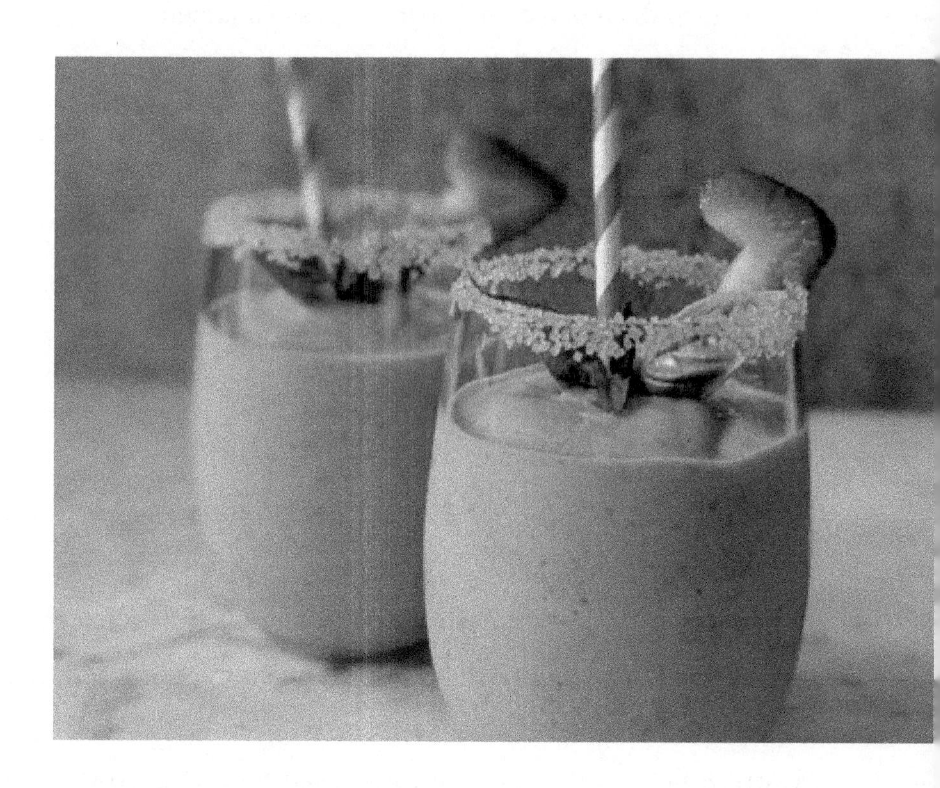

Porzione: 1

Nutrizione (per porzione): Calorie: 295; Grasso: 8 g; Carboidrati: 56 g; Proteine: 6 g

Ingredienti:

- 1 gambo di rabarbaro, tritato
- 1 tazza di fragole fresche, affettate
- ½ tazza di fragole greche semplici
- Pizzico di cannella macinata
- 3 cubetti di ghiaccio

Indicazioni:

Prendete una piccola casseruola e riempitela d'acqua a fuoco alto.

Portare a ebollizione e aggiungere il rabarbaro, far bollire per 3 minuti.

Scolare e trasferire nel frullatore.

Aggiungere le fragole, il miele, lo yogurt, la cannella e dare un impulso alla miscela fino a che non sia liscia.

Aggiungere i cubetti di ghiaccio e frullare fino a quando non ci sono grumi.

Versare in un bicchiere e gustare fresco.

Pranzo: Costolette di agnello mediterraneo

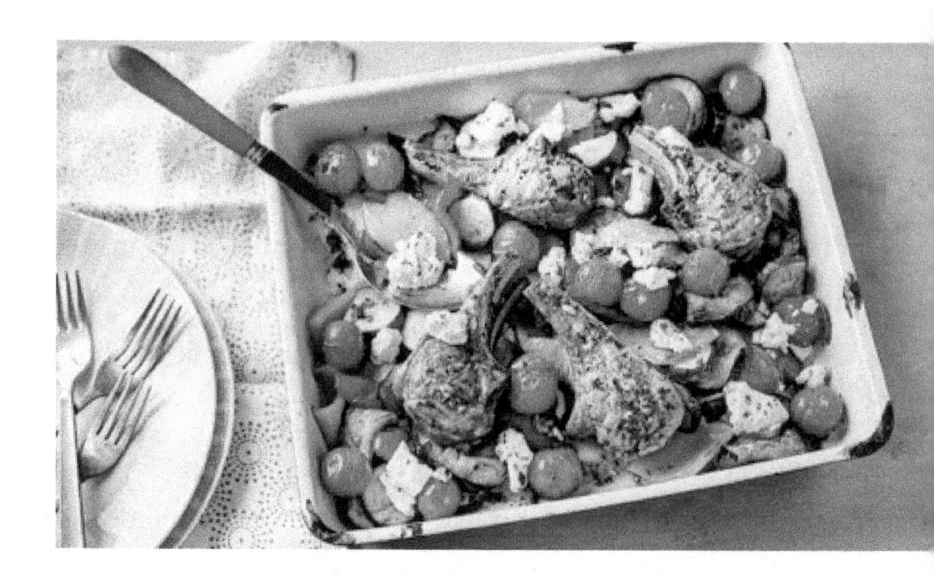

Servire: 4

Nutrizione (per porzione): Calorie: 521; Grasso: 45 g; Carboidrati: 3.5 g; Proteine: 22 g

Ingredienti:

- 4 costolette di spalla d'agnello, 8 once ciascuna
- 2 cucchiai di senape di Digione
- 2 cucchiai di aceto balsamico
- 1 cucchiaio di aglio tritato
- ½ tazza di olio d'oliva
- 2 cucchiai di basilico fresco tritato

Indicazioni:

Asciugare le costolette d'agnello con un panno da cucina e disporle su una teglia di vetro poco profonda.

Prendere una ciotola e sbattere in senape di Digione, aglio, pepe, aceto balsamico e mescolare bene.

Frullare molto lentamente l'olio nella marinata fino a quando il composto è liscio.

Mescolare il basilico.

Versare la marinata sulle costolette d'agnello e mescolare per ricoprire bene entrambi i lati.

Coprire le braciole e lasciarle marinare per 1-4 ore (al fresco).

Togliere le braciole e lasciarle per 30 minuti per permettere alla temperatura di raggiungere il livello normale.

Preriscaldare la griglia a fuoco medio e aggiungere olio alla griglia.

Grigliare le costolette d'agnello per 5-10 minuti per lato fino a quando entrambi i lati sono dorati.

Una volta che il centro della braciola segna 145 gradi Fahrenheit, le braciole sono pronte, servite e gustate!

Cena: Tortini croccanti Veggie

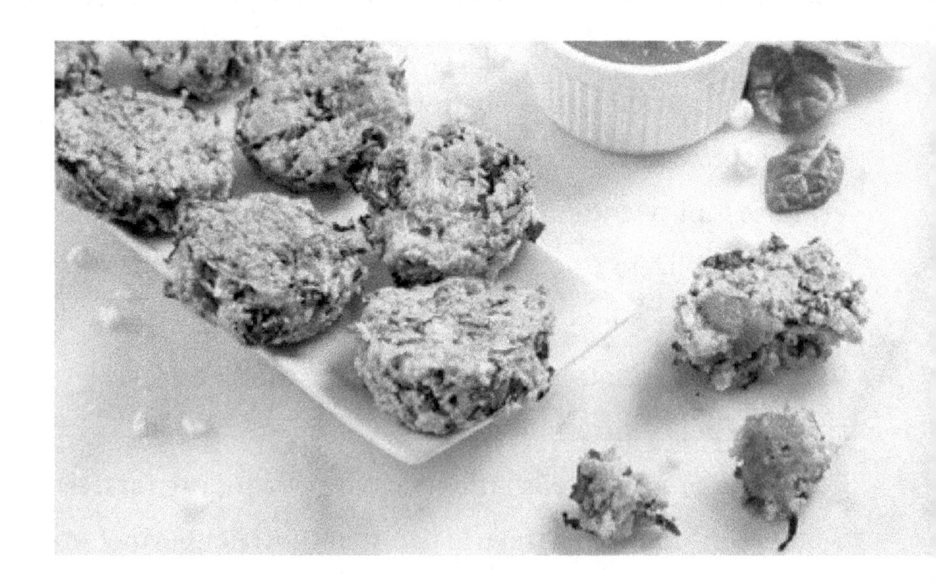

Servire: 4

Nutrizione (per porzione): Calorie: 196; Grassi totali: 11 g; Fibra alimentare: 6 g; Carboidrati: 25 g; Proteine: 8 g

Ingredienti:

- 2 cucchiai di olio d'oliva (diviso)
- 2 spicchi d'aglio, tritati
- 1 bulbo di cipolla rossa, tritato
- 3 tazze di spinaci novelli
- ¼ di tazza di pomodori secchi, tritati
- 1 pezzo di patata media, grattugiata
- ¼ di tazza di olive Kalamata, tritate

- ¼ di tazza di cuori di carciofo, tritati
- 1 cucchiaino di origano secco
- ¼ di tazza di peperone giallo, tagliato a dadini
- ¼ di tazza di peperone rosso, tagliato a dadini
- Uova 2 pezzi
- ¼ di tazza di farina integrale
- Sale marino
- Pepe appena macinato
- Erbe fresche tritate a scelta o olive per guarnire (opzionale)

Indicazioni:

1. Scaldare metà dell'olio d'oliva in una padella a fuoco medio e soffriggere l'aglio e la cipolla fino a quando la cipolla è tenera e l'aglio diventa marrone dorato.
2. Aggiungere gli spinaci e cuocere fino a quando le foglie si appassiscono. Spegnere il fuoco. Trasferire gli spinaci appassiti in una grande ciotola.
3. Aggiungere nella ciotola degli spinaci i pomodori, la patata, le olive, i carciofi, l'origano e i peperoni. Mescolare il composto delicatamente.
4. Aggiungere la farina, le uova, il sale e il pepe. Mescolare bene fino a quando non è completamente incorporato.
5. Formare il composto di verdure in quattro polpette. (In alternativa, potete formare il composto in un paio di grandi torte se fate il piatto come entrée).

6. Scaldare l'olio rimanente nella padella. Cuocere le torte di verdure fino a quando diventano marroni e croccanti su entrambi i lati, girando una volta.

Conclusione

Ammettiamolo, una buona dieta arricchita con tutti i nutrienti è la nostra migliore possibilità di ottenere un metabolismo attivo e uno stile di vita efficiente. La dieta mediterranea con tutti i suoi ingredienti nutrienti può farlo accadere. Assicuratevi di passare lentamente e gradualmente a questa dieta per ottenere il suo impatto duraturo sia sulla mente che sul corpo. Ciò che può essere più utile è il cambiamento di approccio verso le vostre abitudini alimentari, solo allora potrete abbracciare pienamente la bontà del cibo mediterraneo. Trattatela come una serie di linee guida piuttosto che una lista di cibi buoni e cattivi.

Grazie per aver letto questo libro. Spero che questa guida sulla dieta mediterranea vi abbia fornito abbastanza informazioni per farvi partire. Non rimandare l'inizio. Prima inizierai questa dieta, prima inizierai a notare un miglioramento della tua salute e del tuo benessere. Inizia subito a preoccuparti della salute del tuo cuore. Anche se i risultati non arriveranno da un giorno all'altro, arriveranno se ti atterrai alle informazioni fornite in questo libro.

Inoltre, è mia speranza che vi piacciano tutte le ricette sane di questo libro. Non c'è carenza di pasti che si possono gustare con una dieta mediterranea. Detto questo, il prossimo passo è quello di sperimentare le diverse ricette. Buon viaggio!

Lightning Source UK Ltd.
Milton Keynes UK
UKHW020642240521
384271UK00011B/795